よくわかるギャンブル障害

—本人のせいにしない回復・支援—

著

蒲 生 裕 司

星 和 書 店

Seiwa Shoten Publishers

2-5 Kamitakaido 1-Chome
Suginamiku Tokyo 168-0074, Japan

はじめに

●まずは、簡単な（？）質問から

あくまで仮の話ですが、今日、この本を手に取っていただいたお礼として10万円差し上げたいと思います。今日受け取るのと、10年後受け取るのでは、あなたはどちらを選びますか？

おそらく今日受け取ることを選ぶ方がほとんどだと思います。

では、10年後なら10万円受け取ることができますが、今日受け取るなら2万円になるとしたらいかがでしょう？

変な質問で恐縮ですが、私のギャンブル障害の診療においてとても重要な質問になってきます。これが何を意味するかは、この先のお楽しみとさせていただいて、本編を始めさせていただきます。

●なぜ、ギャンブル障害の診療をすることになったか

まず、初めに注意していただきたいのですが、英語でギャンブル（gamble）と言うと賭けそのものを表し、賭ける行為はギャンブリング（gambling）と言います。ですから、厳密には、問題となるのはギャンブルではなく、ギャンブリングです。ただ日本語ではギャンブリングという表現は一般的ではないので、本書では便宜的にギャンブルという表現で統一しています。

そのギャンブルですが、日本語に直すと「賭博」です。賭博というと時代劇などで上半身裸の若い衆が「丁か半か」と言っているイメージがあると思いますが、実際、私たちが扱うギャンブルでは、時代劇のように「サイコロ賭博にハマっています」と言う人はほとんどいないでしょう。

本文中でも述べていますが、日本でギャンブルというと、パチンコやパチスロがメインになってきます。ただし、これは法律の定義からすると、ギャンブルではなくて、遊技ということでとらえられています。

よく、〝飲む、打つ、買う〟と言います。〝打つ〟は博打のことですから、博打の問題は昔から確かにあったわけです。高度成長期の昔は、パチンコも立ったままで、玉を一個一個入れて

指で弾いていました。もちろん、今はそんなものはありません。レバーを回せば、玉が自動的に発射されて、レバーを握ったままできます。さらに「封入式パチンコ」なるものの導入も考えられているようで、これは遊技者が玉にすら触らない仕組みになっています。昔のパチンコと今のパチンコは、まったく様相が違います。

玉を一個一個入れて指で弾いていた時代、どれほどパチンコで問題を起こす人がいたのでしょうか？　このあたりの調査というのはまったくなされていません。そういった点でも、日本でギャンブルの問題を扱うときには壁があります。歴史的な流れを十分考慮できないことからも、対策や研究で難しい面が出てくるというのが実情です。

さて、自己紹介を兼ねて、なぜ私がギャンブル障害の診療をすることになったか、お話ししたいと思います。

私は、北里大学医学部の精神科学の教室に所属し、今は「こころのホスピタル町田」という精神科の病院に出向しています。

もともと私は、ギャンブル障害どころか依存症にもノータッチの人間でした。医学部入学前は心理学を勉強していました。学部、修士とも行動分析学という分野が専門です。ハトやラットを使った動物実験で、環境の変化で動物の行動がどのように変化するのかといったことを研究していました。

その後、医師となり、臨床の経験を重ねる中で、精神療法や東洋医学など、向精神薬を使わない治療に関心を持つようになりました。心理学出身という影響もあったと思います。というわけで、薬物療法の効果が十分でない病気を扱いたいと思ったのです。

縁があり、厚生労働省の社会・援護局障害保健福祉部精神・障害保健課というところに2年所属することになりました。

役所では最初に辞令交付というものがあります。そこで辞令をいただいたときに、「依存症対策専門官を命じる」と書いてありました。私の持っていた役人のイメージでは、国会に行って答弁のときに資料を出すような仕事を考えていました。それが、いきなり「依存症対策専門官」ですよ。事前に「依存症対策専門官」を担当するとも聞かされていませんでした。「私、依存症のこと全然知りませんよ」というのが正直なところでした。もちろん、それまでも外来や病棟で依存症を診察することはありましたが、依存症の専門官を名乗るなんて、おこがましいという思いでした。

そこから、依存症対策専門官として、いろいろ勉強させていただくことになりました。その中で、アルコールや覚せい剤などの薬物と、もう一つの柱としてギャンブルという問題と向き合うことになったのです。

なぜギャンブルかというと、国会でＩＲ推進法案、いわゆるカジノ法案の動きが出てきたからです。ＩＲ（Integrated Resort）はカジノを含む統合型リゾートのことです。ですから、カジノはＩＲの一つの要素にすぎませんが、日本でカジノを解禁したときに、ギャンブル障害（国会などでの議論では「ギャンブル等依存症」という表現が用いられています）の問題はどうなるのかという話になったのです。

勉強を始めると、ギャンブルについていろいろなことがわかってきました。特にギャンブルとその他の依存症との違いについてです。アルコールや薬物に関しては、薬の作用でやめられないなどといった理由で、いろいろな問題が出てきます。しかし、ギャンブルは薬物ではありません。ギャンブルでは、勝ち負けというその結果から、よりのめり込んでいくことになります。また、ギャンブル障害は薬物療法の有効性が十分とは言えません。そこで、ギャンブルの問題を行動という側面から注目すると、いろいろなことが見えてくることに気づきました。また、行動分析学の知見も治療に活用できそうだと考えました。

幸いにも、北里大学東病院でギャンブル障害の治療を専門的に行わせていただく機会もあり、今日まで行動という視点でのギャンブル障害の治療の有効性を確かめることができました。

そこで、ギャンブル障害に関心をお持ちの方に向けてこのような本をまとめる決心がついたのです。

最初の導入として、ギャンブル障害が現状ではどのようにみられているのかという問題提起として、みなさんにも考えていただきたいと思い、いくつかのモデルケースをご紹介させていただきます。

各章では、ギャンブル障害の概念や疫学的な話、脳とギャンブルの話、序章の展開を含めた診断と治療の話、そしてメインテーマである、私が専門としている行動という視点でギャンブルを見たときのメリット等の話、ご家族などもお読みになると考えて社会資源の話、最後にいろいろな問題が山積みになっているということから、今後の課題を述べさせていただきます。

ギャンブルを軸に、生物、心理、社会的な側面にまで及ぶ話題が満載です。それだけ、ギャンブルの問題は広がりを持っているということです。ただ一貫してお伝えしたいのは「本人のせいにしないこと」です。ギャンブルからの回復に本人の根性などを持ち出すことは全く意味がありません。そのことを本書で理解していただき、多くの人たちにとって少しでもお役に立てれば幸いです。なお、本書で述べていることはあくまで私個人の意見であり、厚生労働省などの見解とは全く関係ないことを申し添えさせていただきます。

蒲生裕司

ix

もくじ

序章

●ギャンブルの問題は自己責任？

ギャンブル障害について、みなさんはどの程度ご存じでしょうか？　実際にギャンブルの問題を抱える方が身近にいる人は、どれくらいいらっしゃるでしょうか？　また、ギャンブルの問題を抱えている人に対して、どのような思いを持たれているでしょうか？

医療の現場ではギャンブルの問題をどう見ているのか。まず、そこから理解していただきたいと思い、最初の導入として、いくつかのモデルケースをお示しします。

◆ケース1
・45歳男性。妻と2人の子どもと4人で生活。
・会社員であるが、15年前より「副業」を始めている。
・しかし、その「副業」はうまくいかず150万円の借金をしてしまった。
・返済に行き詰まり、落ち込みが出現。
・自殺をほのめかす発言もみられ、心配になった妻に連れられて外来初診となった。

精神科では、よくあるケースかもしれません。抑うつ気分があり、背景にお金の問題や事業の失敗があるということから、治療のアプローチを考えます。ここで、「副業を失敗したのはあなたの責任です」「自業自得だから自分で何とかしなさい」と言う精神科医は少ないと思います。

借金の問題を解決できるように、周りでサポートしてあげないとよくならないよねといったアドバイスは当然行うでしょう。ここでは、「自己責任」と言われることは少ないということを覚えておいてください。

ところが、次のケース2を見てください。

◆ケース2
・45歳男性。妻と2人の子どもと4人で生活。
・会社員であるが、15年前より「パチンコ」を始めた。
・しかし、「パチンコ」にのめり込んで150万円の借金をしてしまった。
・返済に行き詰まり、落ち込みが出現。
・自殺をほのめかす発言もみられ、心配になった妻に連れられて外来初診となった。

この場合はどうしますか?

ケース1とケース2で何が違うかというと、「副業」の失敗が「パチンコ」になっただけです。でも、こうなると、なぜか「自己責任」と言われてしまうことが多いのです。あなたもこの文章を読んで、そうお感じになりませんでしたか?

何かおかしいですよね。うつ病の場合なら、抗うつ薬を処方するなど、有効性が認められている治療法がありますし、精神科医であれば、診断や治療に関する教育を受けているはずです。それに対して、ギャンブル障害では、名前は聞いたことがあっても、疾患の詳しい概念を知らないという精神科医がいるかもしれません。パチンコの問題に関して医学部で教育を受けたという話は聞いたことがありませんし、卒業して精神科の研修をしても、ギャンブルの問題についての研修を受けた人は少ないのではないかと思います。

それでも、精神科医として経験を積んでいるうちに、ある日、突然、ギャンブルの問題を抱えた人が受診することがあるかもしれません。そこで担当した医師は戸惑いを感じるでしょう。そして、こう言ってしまうのです。「ギャンブルの問題はあなた自身で選んだことなのだから、自己責任ですね。やめるにはあなたの意思を強く持つ以外ありません」と。

でも待ってください。「副業」を選んだのも、本人自身です。原因となるものが何かというだけで対応が変わってしまうことは、診察する側としては好ましいことではありません。しかし、実際の診療ではそのようなことはよく耳にすることなのです。そして、この〝自己責任〟という呪文がギャンブル障害の回復を妨げるのです。

第1章

ギャンブル障害とは何か？

●加茂河の水、双六の賽、山法師、是ぞ我が心にかなわぬもの

日本では、ギャンブルにのめり込むことがかなり昔からあったようです。

「加茂河の水、双六の賽、山法師、是ぞ我が心にかなわぬもの」

平清盛の時代、白河法皇は「天下三不如意」としてこう嘆いたそうです。自分の意のままにならないものが三つあるというのです。一つは加茂河の水の氾濫。二つめは山法師で、比叡山延暦寺のお坊さん（僧兵）たち。そして、三つめが双六のサイコロの目です。サイコロは思う

ままの目が出ないということらしいのですが、実は裏の意味があるようです。当時、双六が賭けの対象になっていて、双六賭博が流行し、取り締まりがなかなか捗らないということで、天下三不如意の一つに双六の賽が入れられたという逸話があるのです。

すでに平安の昔から、ギャンブルの問題は国家の問題として為政者の頭を悩ませていたようです。

●歴史にみるギャンブル

もう少し歴史をさかのぼると、日本では、685年に天武天皇が紫宸殿《ししんでん》で賭博をしていたという記載が日本書紀にあります。689年には賭博禁止令が律令として出されています。ですから、日本は7世紀から賭博が行われていたということです。

では、世界的にはどうなのでしょうか?

古代インドでは、紀元前4世紀頃に成立したといわれるマハーバーラタの話があります。その中に「美女ダマヤンティーは、以前からプロポーズされていた魔王カリを振って、ナラ王と結婚しました。怒ったカリはナラ王に呪いをかけて、ギャンブルにのめり込ませます。ナラ王は大損をして領土、金銀財宝、衣服、しまいには妻にいたるまで失ってしまいました」という内容の記述があり、ここにすでにギャンブルの話が出てきます。

面白いのは、わざわざ呪いをかけて、ギャンブルにのめり込ませるというところです。ギャンブルというのは、物事を失うものの一つとして、この当時すでに考えられていたのではないか。そういったことがここから読み取れると思っています。人類とギャンブルの歴史は古いですし、それだけ昔から人類はギャンブルでいろいろ失敗しているということです。

古代エジプトでは、神々がダイスを振る姿が絵に描かれているようです。また、古代ギリシャでは、紀元前750年頃のホメロスの詩にもギャンブルが出てきます。中国では、紀元前100年頃の司馬遷の記述に、賭博の話が出ているということです。

日本に限らず、世界的にも、昔からギャンブルが行われていて、それによって失敗してしまう人がいました。人類にとってギャンブルの問題は、最近に始まったことではないのです。

ロシアの文豪ドストエフスキーは『賭博者』という小説を書いています。これは自叙伝のようなもので、ドストエフスキー自身が病的ギャンブラーだったと言われています。ギャンブルで借金を重ね、その借金を返済するために、次々に本を書いて出版。その入ってきたお金でまたギャンブルをするということを繰り返していたそうです。こういった著名な人でもギャンブルの問題を抱えていたのです。

●ギャンブルとは何か？

著名な人も含めて、多くの人がギャンブルで失敗をしています。では、ギャンブルとは何なのでしょうか？

ギャンブルを定義すると、「結果が決まっていない事柄に対して、金銭や物を賭ける行為」となります。

結果が決まっていたら、それはもうギャンブルではないわけです。確率的な判断に対して、金銭や物を賭ける。それに対して、勝つことによって金銭や物を得ることができるということが、ギャンブルの本質です。

日本ではギャンブルは「賭博」と訳されることがあります。

賭博と考えると、これは刑法第１８５条が問題になります。そこには「賭博をした者は、50万円以下の罰金又は科料に処する。ただし、一時の娯楽に供する物を賭けたにとどまるときは、この限りでない」と書かれています。

〃ただし〃以下の条文は解釈が微妙なところです。本当にこれが正しい解釈かどうかは怪しいのですが、たとえば、ゴルフに行く場合を考えてください。ゴルフで勝ち負けにお金を賭ける人たちがいるそうです。厳密にいうと、それは賭博にあたります。ところが、勝った人に負けた人がコーヒーをおごるとか、ビールをおごる程度なら、この〝ただし〟以下に含まれることになるようです。ですから、賭けゴルフはダメですが、勝つことで飲み物をおごるくらいなら許される範囲ということらしいのです。

では、私たちが問題としている治療を受ける人たちが、賭博をしているとしたらどうなるでしょうか？　今度は刑法第１８６条第１項が問題になります。「常習として賭博をした者は、３年以下の懲役に処する」と書いてあるからです。

厳密にギャンブル＝賭博と解釈してしまうと、ギャンブル障害と言われている人たちは、全員３年以下の懲役に処されてしまうことになるのです。このようなことから賭博という訳語はふさわしくないと考える人も多いようです。

●広義のギャンブル

日本でのギャンブルを広くとらえると、競馬、競艇、競輪、オートレース、法的には遊技であるパチンコやパチスロ、そして非合法な闇カジノなどというものも入ります。

宝くじも、一定の確率に対してお金を賭けて高額の報酬を得る行為なので、広い意味ではギャンブルになります。欧米ではロッタリーと言われる宝くじの一種も問題となっています。株、先物取引、FXなどの投資、投機に関するものも、広い意味ではギャンブルになります。ただし、これらは法律の定義とは異なります。私たちが対象とするギャンブルというものが、法律で規定されている賭博とは違うということをご理解いただけたらと思います。

●ギャンブルに関する法律

ギャンブルに関する法律はいろいろあります。

国内で合法となっているものは多岐にわたりますが、それぞれ法律も所管も異なっているのがややこしいところです。

パチンコ、パチスロ、麻雀に関しては風俗営業等の規則及び業務の適正化等に関する法律（風営法）の規定によります。競馬は競馬法。モーターボートはモーターボート競争法。競輪は自転車競技法、オートレースは小型自動車競争法、宝くじは当せん金付証票法。スポーツ振興くじというものが最近はありますが、これにはスポーツ振興くじの実施等に関する法律があります。それぞれ所管する官庁もまた違っています。

一律にギャンブル対策といったときに、こういった所管が違うため横一線に並びにくいことも問題になってくるのです。

一方、違法行為としては、先ほど述べたような刑法での賭博の禁止（刑法第185条）や、賭博場開帳禁止（同第186条）、富くじ禁止（同第187条）というものがあります。これに反すると違法となり、罰の対象となります。

ですが、国内で合法とされているものに関して言えば、これにたとえのめり込んだとしても直接刑法の対象にはなりません。

しかし、ギャンブルにのめり込んでいるだけなら刑法の対象にならないというだけであって、後で述べるようにギャンブルに伴ってさまざまな違法な行為に手を出し始める人がいます。そうすると、もちろん刑法の対象になってきます。

この先述べるギャンブルとは、そういった合法・違法を含めて、不確定なものに対して金銭、物品を賭ける行為、行動を指しますので、ご了承ください。

●世の中は依存症だらけ

次に、依存症という言葉について考えてみたいと思います。

依存症は、よくも悪くも、ある意味ブームになっています。本当に病気として扱うかは別として、いろいろな依存症がマスコミを賑わせています。「アルコール依存症」「薬物依存症」は、きちんと病気として確立されている表現です。この本ではギャンブル障害と呼びますが、マスコミではギャンブル依存症として表記されることが多いのではないでしょうか。

最近、問題になっているのは、「インターネット依存症」です。「ゲーム依存症」「買い物依存症」といったものもあります。ほかにも、私のことですが「ネコ依存症」とか、「耳かき依存症」「恋愛依存症」等々、何でも依存症をつけてしまっている風潮があります。

では、依存症というのは、何なのでしょうか？　のめり込めばなんでも依存症と言ってしまってよいのでしょうか？

依存症の安易な氾濫が、ギャンブル障害をはじめ、アルコール依存症、薬物依存症などへの治療につながらない一因になっているのではないかと危惧することもあります。依存症があまりにも一般的な表現になりすぎてしまったことで、〝たいしたことではない〟と問題にされにくくなってしまった。そういった側面もあるのではないかと考えています。

●中毒もたくさん？

中毒もたくさんあります。たとえば、「アルコール中毒」。略して「アル中」などというひどい表現が使われることがあります。

アルコール中毒とアルコール依存症を同じに考えている方も多いと思います。法律の中には、依存症と中毒との区別がついていないとしか考えられないものもあります。

「薬物中毒」「ニコチン中毒」と「食中毒」では同じ意味で用いられているとお考えでしょうか？　「ラーメン中毒」「活字中毒」「仕事中毒」という表現もあります。中毒とつければ、依存症と同義で使われてしまうこともあるようです。

●依存症の定義

ギャンブルについては、私はギャンブル依存症という言葉を使いたくありません。

ここで依存症の定義、中毒の定義を確認しておきましょう。

中毒は、急性中毒と、あまり使われない表現ですが慢性中毒に分けられます。「摂取した薬物の薬理作用による異常な状態」を中毒と言います。アルコールを摂取して、意識が失われる、吐き気が強くなる。あるいは、酩酊して奇妙な行動をしてしまう。このように、アルコールの薬理作用による異常な状態をアルコール中毒と言います。慢性的な中毒になれば、今度は肝臓に障害が出て、肝硬変になります。最近では、アルコールの影響である種のがんの発生リスクが高まるということも言われていますので、そういったものも広い意味では慢性中毒に含まれるのかもしれません。これは、依存症とはまったく別の考え方です。

さらに、**乱用**という表現もあります。アルコール乱用などと使われます。「社会的許容範囲から逸脱した方法・目的で使用すること」と定義されています。文化的な背景に左右されやすい概念です。たとえば、ある文化圏では成人でもアルコールを摂取することは好ましくないとされています。ですから、日本人が飲酒しても問題ない状況であっても、その文化圏の方が飲酒すればそれは乱用ということになってしまいます。

私は講演などで、檀上でミネラルウォーターを飲みながら話すことがあります。それがコップ酒片手に話をしていたらどうでしょう？　それは乱用になるかもしれません。でも、同じ内容の話を酒の席で語るとしたら、それは乱用にならないでしょう。非常に微妙なところですが、薬物にしろアルコールにしろ一般の常識に照らして問題のある摂取の仕方であれば、それは乱用という表現になります。

依存は、身体依存と精神依存に分けられます。

身体依存というのは、「薬物の血中濃度が低下すると、さまざまな症状が出てくる状態」です。身体から薬が抜けてくると、それによっていろいろな問題が出てくる状態で、離脱症状と言います。禁断症状と表現されることが多かったのですが、正しくは離脱症状です。これは、身体依存によって起こってくる症状です。

一般的な依存症のイメージに近いものが、精神依存です。「薬物の血中濃度が低下すると、その薬物を再使用したい渇望が強く出現する状態」です。このために、薬物を求めて、摂取することが生活の中での最優先事項となり、日常の大半が費やされてしまうということになります。

こういった身体依存、精神依存を含めたものが、依存症ということになります。

中毒は、薬を身体に取り入れることによって起こってくる症状が問題になります。それに対して依存症は、むしろ薬が身体から抜けてくることで起こってくる問題です。中毒と依存症はこのような違いがありますので、注意が必要です。

乱用が続くと、中毒が起こりやすくなります。もちろん、乱用しなくても中毒が起こることがあります。非常に強いアルコールを飲めば、急性中毒が起こることもあります。

乱用を繰り返すことによって、依存となります。依存によって、今度は慢性的な中毒が起こることもあります。乱用を繰り返すと、耐性というものができることがあります。これは、今まで摂取していた薬物の量では同等の効果を得ることができずに、より量が増えていってしまうということです。

耐性ができてくると、少しの間薬を使わないだけでも、離脱症状が出やすくなってしまいます。一方、精神依存が起こっていれば、薬が欲しくてしようがない。薬が切れるとまた欲しくなるということが起こってきます。

先ほどから、薬について述べているのは、まさに依存症という表現が、アルコールを含めた薬物の薬理作用に基づく表現だからです。

パチンコ依存症、ギャンブル依存症、インターネット依存症といった表現が使われていますが、ここには薬は関わっていません。ですから、このようなものは、医学的には依存症という表現は正確とはいえません。依存症ではなく**嗜癖**（アディクション：addiction）あるいは嗜癖障害という表現が使われます。

依存症と比べ、嗜癖のほうが広い概念になります。薬物を摂取することも嗜癖です。その中で薬物に関しては、依存症という表現を使うのが標準的となっています。薬物に関しては依存症、薬物以外のものに関しては嗜癖障害といった表現で使用されることが多いのは、そのような背景があるからです。

●アルコール・薬物関連障害の分類

ここから診断の話に入ります。診断の話には専門用語が多くなりがちです。〝難しい〟と思われた方はこのあたりの話は最後にお読みください。

私たち精神科医が治療する際には、主に二つの診断基準を参照します。一つがＷＨＯで出しているＩＣＤ－10[(1)]というものです。これはＷＨＯが死因や病気の国際的な統計基準として公表している分類であり、その第10版ということになります。それぞれの疾患をアルファベットのＦの後ろに数字を当てはめることで分類を行います。アルコール・薬物関連障害の分類ではＦ1x・0～9まであります。Ｆ10にするとアルコール、Ｆ11にするとアヘン。Ｆ12だと大麻というように、ｘのところに使用する薬物に対応した数字を当てはめて分類します。

Ｆ1x・１は有害な使用で、これはいわゆる乱用に近い概念と言われています。ただ、ＩＣＤ－10では乱用という表現を使っていません。これは各国の事情により社会的な背景が変わってくるからと考えられます。日本で許されているものでも、違う文化圏では許されないものであれば、国際的な診断基準としては適切なものとは言えなくなってしまいます。

また、依存症に関しては、依存症候群という表現で使われています。

●ＩＣＤ－10における依存症候群の診断基準

依存症候群の診断基準は、どういうものかというと、Ｆ1x・2では次のように書かれています。

「ある物質あるいはある種の物質使用が、その人にとって以前にはより大きな価値をもっていた他の行動より、はるかに優先するようになる一群の生理的、行動的、認知的現象。依存症候群の中心となる記述的特徴は、精神作用物質（医学的に処方されたものであってもなくても）、アルコールあるいはタバコを使用したいという欲望（しばしば強く、時に抵抗できない）である。ある期間物質を禁断したあと再使用すると、非依存者よりも早くこの症候群の他の特徴が再出現するという証拠がある」

もともと、私たちはいろいろな行動を選択する際に、価値のあるものを大事にします。それが、依存症になってしまうともともと価値が高かったものの順位が下がってしまい、アルコールを摂取する、薬物を摂取するということの価値が非常に高くなり、優先されるようになってしまいます。これが問題なのです。そして、その薬物を使用していないと、また使いたいという渇望が強くなります。こういったことが、ＩＣＤ－10における依存症候群の診断基準に表現されているのです。

●DSM-5：アルコール使用障害の診断基準

そして、もう一つ私たちが活用している診断基準として、アメリカの精神医学会が出しているDSM-5[2]があります。精神障害の診断と統計マニュアルの第5版という意味です。精神科の診断は治療者の間でずれることが多く、明確な診断基準を設けることにより、そのずれを小さくしようという意図があります。DSM-5の前は、DSM-Ⅳでしたが、そのときとはだいぶ分類のしかたが変わってきました。ちなみにⅣの次はⅤになりそうですが、改定の番号を明確にするという意図によりローマ数字から算用数字に変更となっています。

ここでは依存症という表現を使わずに〝アルコール使用障害〟という表現になっています。診断の基準としては、「アルコールを意図していたよりもしばしば大量に、または長期間にわたって使用する」「アルコールの使用を減量または制限することに対する、持続的な欲求または努力の不成功がある」「アルコールを得るために必要な活動、その使用、またはその作用から回復するのに多くの時間が費やされる」「渇望、つまりアルコール使用への強い欲求、または衝動」等々とあります。

DSM-Ⅳのときには、依存症や乱用という表現がありましたが、DSM-5になり、そういった表現が使われなくなりました。そこには、摂取する量の過多の問題というよりは、むしろそれによってどれだけサポートが必要な状況かということを精神医学の対象とすべきだとの考え方があったようです。

もう一点、付け加えることがあります。後ほど、ギャンブル障害の診断基準の話をしますが、ＩＣＤ‐10ではアルコールあるいはアルコール以外の薬物の依存症に関するカテゴリーと、ギャンブルの問題である病的賭博（Pathological Gambling）は別のカテゴリーで扱われています。

ＤＳＭ‐Ⅳでも両者は別のカテゴリーでした。しかし、ＤＳＭ‐５になってからは、アルコールあるいは薬物の使用障害の診断基準と、ギャンブル障害の診断基準は同じカテゴリーで扱われるようになりました。

生物学的あるいは精神医学的な観点から、ギャンブルに伴う問題も、アルコール、薬物に伴う問題も同じような扱いをしたほうがよいのではないかという流れが出てきたのです。

●ギャンブル障害とは？

ギャンブル障害の定義は、次のようなものになります。

- 嗜癖障害の一つ
- 病的にギャンブルにのめり込む状態
- ギャンブルに対する強い渇望が生じ、ギャンブルをしたいという衝動を抑えられなくなる
- ギャンブルの程度や頻度を制限できなくなる

まずは、嗜癖障害の一つということです。先ほどＤＳＭ－５のカテゴリーで、アルコールあるいは薬物の使用障害の診断基準と一緒になったと述べましたが、薬理作用が絡んでいるか絡んでいないかということ以外は、依存症とそれほど変わりません。

そして、病的にギャンブルにのめり込み、ギャンブルをすることが、今まで日常生活の中におけるほかの行動よりも価値が上がってしまいます。

さらに、ギャンブルに対する強い渇望が出てきて、ギャンブルをしていないと、ギャンブルをしたいという気持ちはどんどん強くなって、その衝動を抑えられなくなります。その結果、ギャンブルの程度や頻度を制限できなくなるのです。

これを見ると、「依存症と言ってもよいのではないか」という感じがしますが、先に述べたとおり、医学的には薬物の作用によるかどうかがとても重要な点になります。ですから、依存

症と嗜癖を厳密に分ける必要があるというのは、あくまで医学的なスタンスですが、とても大切なことなのです。

一般的な見方からすれば、依存症と言うのと嗜癖と言うのと、何がどう違うのだと思われるかもしれません。今やギャンブル依存症という言い方が独り歩きしていますし、医学に精通したマスコミの方でも、ギャンブル依存症という表現を使うことがあります。それに対して、「間違っているので修正しないと正しい記事ではありません」と言うつもりはありません。しかし、本書は医師が書いているということで、ギャンブル障害というＤＳＭ‐５に従った表現を使わせていただきます。

●ＩＣＤ‐10における病的賭博の診断基準

ＩＣＤ‐10では、病的賭博という表現を使っています。賭博というと、刑法１８５条に引っかかりそうなので、よくないのではないかという議論があります。

英語では、Pathological Gambling です。ＩＣＤ‐10でもＤＳＭ‐Ⅳでもこの表現が使われています。しかし、ＤＳＭ‐５では、Gambling Disorder になりました。ＩＣＤ‐10やＤＳＭ‐Ⅳでは、病的賭博という訳語を当てていますが、ＤＳＭ‐５ではこの賭博という表現は好ましくないのではないかということもあり、賭博障害と訳さず、ギャンブル障害と訳されました。

ＩＣＤ-10の病的賭博には、Ｆ63というコードがついています。アルコール・薬物とは、カテゴリーがまったく違います。習慣および衝動の障害というカテゴリーに当たります。

ＩＣＤ-10における病的賭博の診断基準（Ｆ63・0）には、次のように書かれています。

「この障害は、社会的、職業的、物質的および家庭的な価値と義務遂行を損なうまでに患者の生活を支配する、頻回で反復する賭博のエピソードから成り立っている。

この障害を有する人びとは、自分の仕事を危機に陥れ、多額の負債を負い、嘘をついたり法律を犯して金を得たり、あるいは負債の支払いを避けたりすることがある。患者たちは、賭博をしたいという強い衝動を抑えることが困難であり、それとともに賭博行為やそれを取り巻く状況の観念やイメージが頭から離れなくなると述べる。これらの没頭や衝動は、生活にストレスが多くなると、しばしば増強する」

アルコールや薬物に関する記載と比べると、仕事上の問題、多額の負債、嘘をついたり法律を犯すなど、ネガティブな側面により踏み込んだ記載がなされています。

さらに言えば、「生活にストレスが多くなると、しばしば増強する」ということで、増強する因子に関してまで触れられているのは面白いところです。客観的な現象にだけでなく、むしろ主観的な部分にまで踏み込んだ表現が使われていますが、実際そういう方が多いのです。

それでは、生活にストレスが多くなっても、増強しなければ病的賭博の診断にあてはまらないのではないかというと、そんなことはありません。生活のストレスとまったく関係なくギャンブルにのめり込む方もいます。そういった意味では、診断基準というのはあくまでも参考とすべきものの一つにすぎません。

●ＤＳＭ－５におけるギャンブル障害の診断基準

ＤＳＭ－５の診断基準には、次のようなことが書かれています。

「興奮を得たいがために、掛け金の額を増やし賭博をする欲求」。これは耐性のようなもので、それまでの額だと満足できなくなってくる状況が出てきます。

「興奮を得たいがために」とあります。勝つか負けるかのドキドキする興奮、スリルみたいなものが診断基準の中に入ってきていますが、これが必ずしも必要というわけではありません。診断基準に最低でも4個以上当てはまればギャンブル障害と診断されますから、項目が全部当てはまらなくてもよいとされています。

ギャンブル障害の入り口として、ギャンブルのドキドキ感が忘れられないという方は多いと思います。しかし、ギャンブルを続けるに従い、ドキドキ感がなくなってくる人もいます。むしろ、「賭博をするのを中断したり、または中止したりすると落ち着かなくなる。またはいらだつ」。つまり渇望が出てくるわけです。離脱症状に近いものかもしれません。

「賭博をするのを制限する、減らす、または中止したりするなどの努力を繰り返し、成功しなかったことがある」「しばしば賭博に心を奪われている」「苦痛の気分（例：無気力、罪悪感、不安、抑うつ）のときに、賭博をすることが多い」。まさにそういう方は多いです。

「賭博で金をすった後、別の日にそれを取り戻しに帰ってくることが多い（失った金を〝深追いする〟）」。負けたら、負けを取り戻すために、また次の日にギャンブルをしに行ってしまいます。

一般の人の場合なら、パチンコへ行き、1万円負けたとします。そうしたら、もうそれで今月は終わりにできる人が多いのです。ところが、病的ギャンブラーの場合は、1万円負けたから、その1万円を取り戻すためにまた翌日行く。この繰り返しです。

要するに、遊びやある程度の娯楽として、お金を投じることで一定時間楽しむということではないのです。賭け金を取り戻すという執着が出てきてしまうことが問題となります。

さらに、「賭博へののめり込みを隠すために、嘘をつく」「賭博のために、重要な人間関係、仕事、教育、または職業上の機会を危険にさらし、または失ったことがある」「賭博によって引き起こされた絶望的な経済状態を免れるために、他人に金を出してくれるよう頼む」といったことも起こります。

●Lie/Bet Questionnaire

ギャンブル障害には、いろいろなスクリーニングがあります。スクリーニングとは病気の可能性を選別するもので、一定の基準を満たせば病気である可能性があるとされます。

例えば、その一つとして、Lie/Bet Questionnaireという質問紙があります[3]。これはDSM-Ⅳの病的賭博の診断基準で、病的賭博を最も予測できると思われる二つの質問を選び出したものです。

1. ギャンブルにつぎ込んだ金額について、あなたにとって重要な人物に嘘をついたことがありますか？
2. 掛け金の額を増やしてギャンブルをしたいと感じたことがありますか？

どちらも〝いいえ〟なら、病的ギャンブラーの可能性は低いです。どちらか一方でも〝はい〟

なら、きちんとしたアセスメント（評価）が必要ということです。

講演や学会などで話をすると、会場の中にギャンブルをやる方が何人かいらっしゃいます。そこで評価基準を隠して「どちらかでも当てはまった方はいらっしゃいますか？」と聞くと、手を上げてくださる方がいます。それで、評価を公表すると会場がざわめくということがあります。

実際、この二つの質問は、病的賭博になりやすいか、あるいはすでになっているかの判断をしやすいと言われています。ですから、この質問だけでも、スクリーニングという点ではかなり使えるのではないかと思います。

ここで注意が必要なのは、二つ目の質問が、額を増やしてギャンブルを「したいと感じたことがありますか？」となっている点です。「したことがありますか？」ではないのです。実際に額を増やしてギャンブルをすると問題だと思いますが、増やしたいと感じれば、すでに潜在的な可能性があるから、きちんとアセスメントをしましょうということになります。

しかし、これだけで判断できるわけではありません。スクリーニングで引っかかったとしても、それはギャンブル障害になっている可能性が高いという統計的な結果にすぎないからです。スクリーニングとはそういうものです。そこをはき違えている医療関係者がいます。スクリーニングの結果を診断に使ってしまわないよう注意が必要です。

このスクリーニングからわかることは、ギャンブル障害の一番の問題は「嘘とのめり込み」ということです。ギャンブルをやっていることやギャンブルの勝ち負けに関して、大切な人に対して嘘をついてしまう。「いや、やっていないよ」とか、負けたのに「勝った、勝った」「トントンだったよ」と言ってしまう。あるいは、のめり込んで、負けてそれを取り戻しにまた行ってしまう。そういうことが問題なのです。この二つの特徴は臨床の場面でも注意していかなければいけないところです。

なぜ嘘が問題かというと、治療者に対しても嘘をついてしまうケースが出てくるからです。「この一カ月、ギャンブルはどうでしたか？」と聞くと、「いや、今はまったくやっていません」と笑顔で爽やかに答えてくれるのですが、実はその間もギャンブルを繰り返し、借金がどんどん増え続けていたということがよくあります。ですから、嘘にはかなり注意しないといけません。

実際の臨床で、患者さんにまず言うのは、「やったら正直にやったと言ってくださいね」「やったらやったでいいから、怒りはしないので嘘をつかないでください」ということです。しかし、なかなかうまくいかないことが多いのが現実です。

ところで、いわゆるパチプロと呼ばれる方がいます。パチプロの人たちがパチンコにのめり込んでいるかというと、まったくそんなことはなく、仕事と割り切っているそうです。パチンコをやらなかったから、やりたくてたまらなくなるといったこともないそうです。

パチプロの方たちはのめり込みや巻き返しという点では、徹底的にコントロールされているところがあると思います。一日これだけ負けたらもう今日はやらないということが徹底されているのではないかと思います。負けが込んでも深追いをしてしまうギャンブル障害の人たちとは、この点が異なるのではないかと思います。

それから、これは後でも述べますが、ギャンブル障害の人たちは、自分の行う特別な儀式が大当たりを引き寄せる、そんな幻想を持ちやすい傾向にあります。

たとえば、リーチがかかっているときに、台をドンと叩くと7が揃うといったジンクスです。普通ならそんなことはあるはずがないと思うのですが、実際にそういうことをしますし、しやすくなってしまうということもギャンブル障害の特徴です。

たとえばアルコール依存症なら、一升瓶を3回叩いたら酒の味がよくなるとか、酔いやすくなるというような話は誰もしません。ところが、ギャンブルの場合はそういうことが起こるのです。そういった意味では、ギャンブルを行動という視点で見ると、面白いことがたくさん出てきます。

● SOUTH OAKS GAMBLING SCREEN（ＳＯＧＳ）

もう一つ、有名なスクリーニング検査があります。SOUTH OAKS GAMBLING SCREENです[4]。略してＳＯＧＳと言い、12項目あります。12項目の最後のところはもう少し細分化されていて、家族や銀行、サラ金、闇金など誰から借金をしたのかということを質問されます。そういったものを含めて、5点以上の場合、ギャンブル障害を疑うことになります。

1. ギャンブルで負けたとき、負けた分を取り返そうとして別の日にまたギャンブルをしたか
2. ギャンブルで負けたときも、勝っていると嘘をついたことがあるか
3. ギャンブルのために何か問題が生じたことがあるか
4. 自分がしようと思った以上にギャンブルにはまったことがあるか
5. ギャンブルのために人から非難を受けたことがあるか
6. 自分のギャンブル癖やその結果生じた事柄に対して、悪いと感じたことがあるか

7. ギャンブルをやめようと思っても、不可能だと感じたことがあるか
8. ギャンブルの証拠となる券などを、家族の目に触れぬように隠したことがあるか
9. ギャンブルに使う金に関して、家族と口論になったことがあるか
10. 借りた金をギャンブルに使ってしまい、返せなくなったことがあるか
11. ギャンブルのために、仕事や学業をさぼったことがあるか
12. ギャンブルに使う金はどのようにして作ったか。またどのようにして借金をしたか

ＳＯＧＳで5点以上の場合、ギャンブル障害を疑うとしていますが、この点数には異論もあります。日本人ではもっと高い点数でないといけないのではないかというものです。ただし、5点でも6点でもそう変わりはないという研究もあります。

実際の臨床では、5点と6点の違いを問題にするレベルではなく、10点以上とか、ほぼ満点という人がざらにいます。

これらのスクリーニングでは、ほかにも問題視されているところがあります。質問がすべて「〜したことがあるか」というように過去形になっていることです。今はなくても過去にあれば、カウントされてしまうのです。

過去にそのような状況だったからといって、今サポートする必要があるのかというと、疑問があります。むしろ過去がどうかよりは、今の状況に注目することのほうが、治療や支援では大切になります。

昔やっていたから、たとえば10点になった。そうすると、ギャンブル障害の可能性が極めて高いことになります。でも今はやめています。今やめられているのなら、それをどうやって続けていくかという視点こそが大事になります。

質問は昔のことでよいのかもしれませんが、今はどうなのか、今はなぜ減っているのか、あるいは増えているのか、今なぜそういう状況でいるのかを詳しく見ていくことのほうが臨床では大切になってくるのです。

●日本の病的賭博者は約536万人もいる？

アルコール等の各依存症と病的賭博（統計ではICD‐10を使用しているので病的賭博と表記します）の患者さんの推計値があります（図1‐1）。

アルコール依存症者は、約80万人という推計値が出ています（厚生労働科学研究「成人の飲酒実態と関連問題の予防に関する研究、2002‐2004」より）。10年以上前の推計値な

● アルコール依存症者：約 80 万人
（厚生労働科学研究「成人の飲酒実態と関連問題の予防に関する研究、2002 - 2004」より）

● 薬物依存症者：約 10 万人
（厚生労働科学研究「こころの健康についての疫学調査に関する研究、2004 - 2006」より）

● 病的賭博者：約 536 万人
（厚生労働科学研究、2013 年調査より）

これらの数字の解釈には注意が必要！

図１-１　アルコール等の各依存症と病的賭博者数の推計値

ので、今はだいぶ変わってきていると思いますが、厚生労働省で近年まで使われていた推計値です。

アルコール依存症を除いた薬物依存症者は、約10万人です（厚生労働科学研究「こころの健康についての疫学調査に関する研究、２００４‐２００６」より）。

こうした推計値に対して、病的賭博者は約５３６万人（厚生労働科学研究、２０１３年調査より）と言われています。とんでもない数です。

ただし、これは正確に言うと、病的賭博者と〝疑われる〟ものです。病的賭博者と診断はついていません。なぜかというと、この５３６万人という推計値を出したときに使ったのが、先ほどのＳＯＧＳというスクリーニング検査だからです。あくまでスクリーニングですから、きちんと診断をしないと正確なところはわかりません。これはとてつもない数で、ＳＯＧＳ自体が日本に当てはまらないのではないかという疑問も出ています。そういったところも踏まえてこの数字を見ないと、「日本はギャンブル障害がすごく多い」という印象だけが先走りしてしまう危険性があります。

これはあくまで患者さんの推計値です。日本にこれだけの患者さんの数がいる〝可能性〟があるということです。

最近の調査で日本の成人のうち2.7％にギャンブル障害が疑われるという報告がありました。これは、アンケートに加え面接調査を行ったものです。都市部に限定したデータだそうですが、より正確な数値に近づいたといえるのかもしれません。

●実際の患者さんの数はどうなのか？

では、実際の患者さんの数はどうなのでしょうか？

厚生労働省が3年に1回、アルコール、その他の薬物使用による精神および行動の障害総患者数を調査しています。これは一定期間に医療機関にかかわっていた患者さんの数をまとめたものです。具体的には、各医療機関で、病名がＩＣＤ‐10のコード化されたものを集計しています。図１‐２のグラフは、千人単位で、平成23年までのものです。

平成23年で、アルコールに関しては、４万3千人。アルコール以外の薬物が3万5千人です。

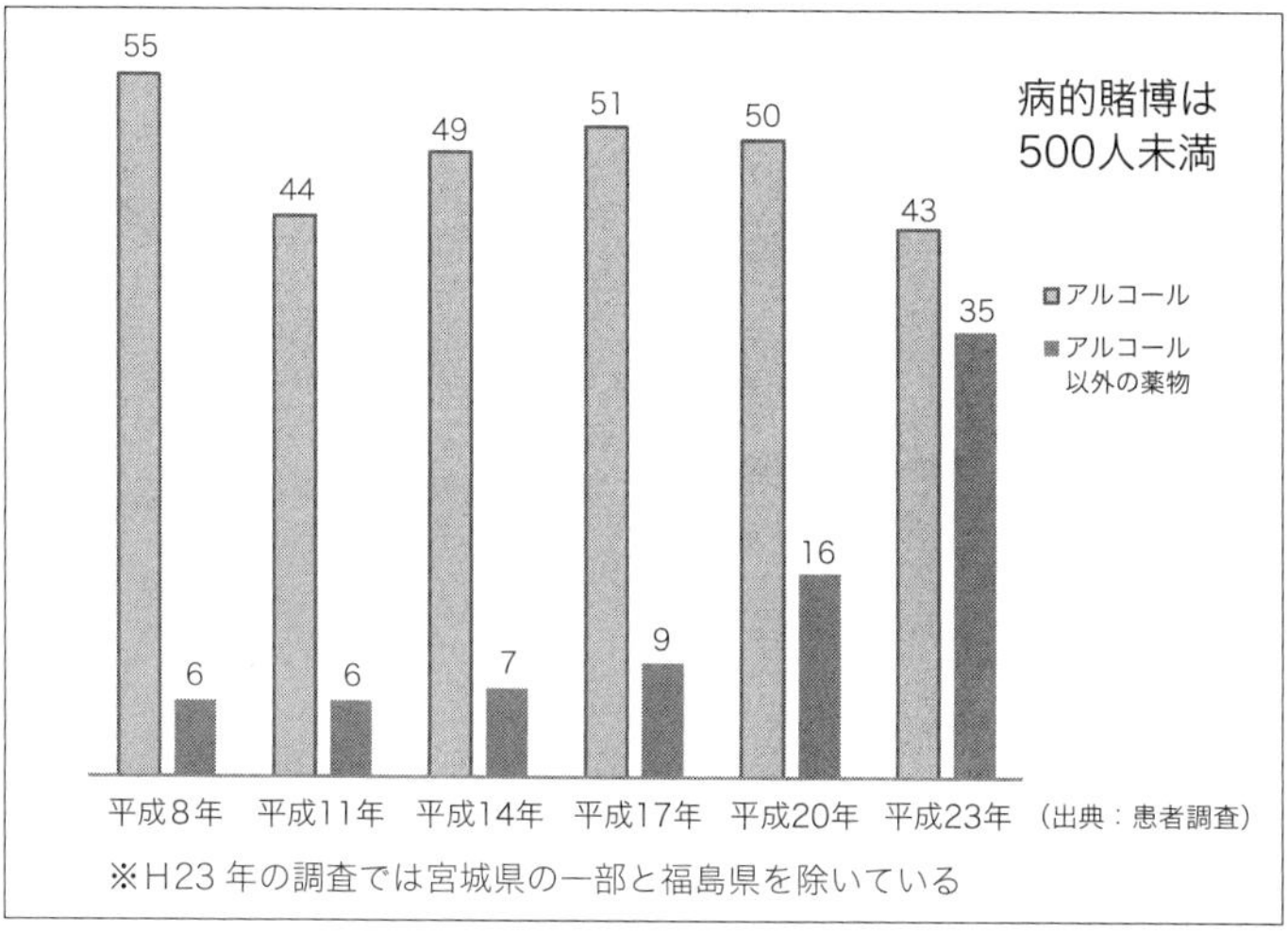

図1-2　アルコール、その他の薬物使用による精神および行動の障害総患者数（単位：千人）

平成17～20年にかけてと、平成20～23年にかけて、アルコール以外の薬物が増えています。アルコールは大体横ばいです。推計値のアルコール依存症者80万人、薬物依存症者10万人という数から見たら、とても少ない数字だということがわかると思います。

病的賭博に関しては、500人未満しかいません。グラフにできないくらいの数なのです。536万人いるかもしれないという病的賭博の患者さんが、500人未満しか医療機関にかかっていないことになってしまいます。

理由はいろいろ考えられますが、やはり治療者側が病的賭博あるいはギャンブル障害に対して、わからない、知らないということ。そして、家族、本人もそれが問題のあることで、医療機関に関わることが大事だということがわからないという二つの要因があると思います。

●なぜアルコール以外の薬物使用の患者さんが増えているのか？

アルコール以外の薬物使用の患者さんが急速に増えています（図1‐3）。これだけを見ると、いろいろな考えが浮かぶかもしれません。たとえば、覚せい剤についてのいろいろな啓蒙が進んだから増えた。あるいは、危険ドラッグみたいなものが出てきたからではないか。そのようなことを思われるかもしれません。

実はそれはどれも違っています。実は、ニコチン依存症の治療で増えているのです。

平成18年4月に、禁煙治療薬の保険診療が開始になりました。そして、平成20年1月に、ある薬が「ニコチン依存症の喫煙者に対する禁煙の補助」の効能・効果で承認されたのです。CMでも目にするように、新しい禁煙の薬が出ると、製薬会社はそれに対して宣伝をたくさんします。そうすると、医療機関も、喫煙に対する治療意欲が上がってきます。禁煙外来もできました。なおかつ、CMを見て、患者さんも行こうかと考えて医療機関につながります。

覚せい剤やそのほかの薬物は横ばいで、ニコチンだけが増えています。逆に言うと、患者さ

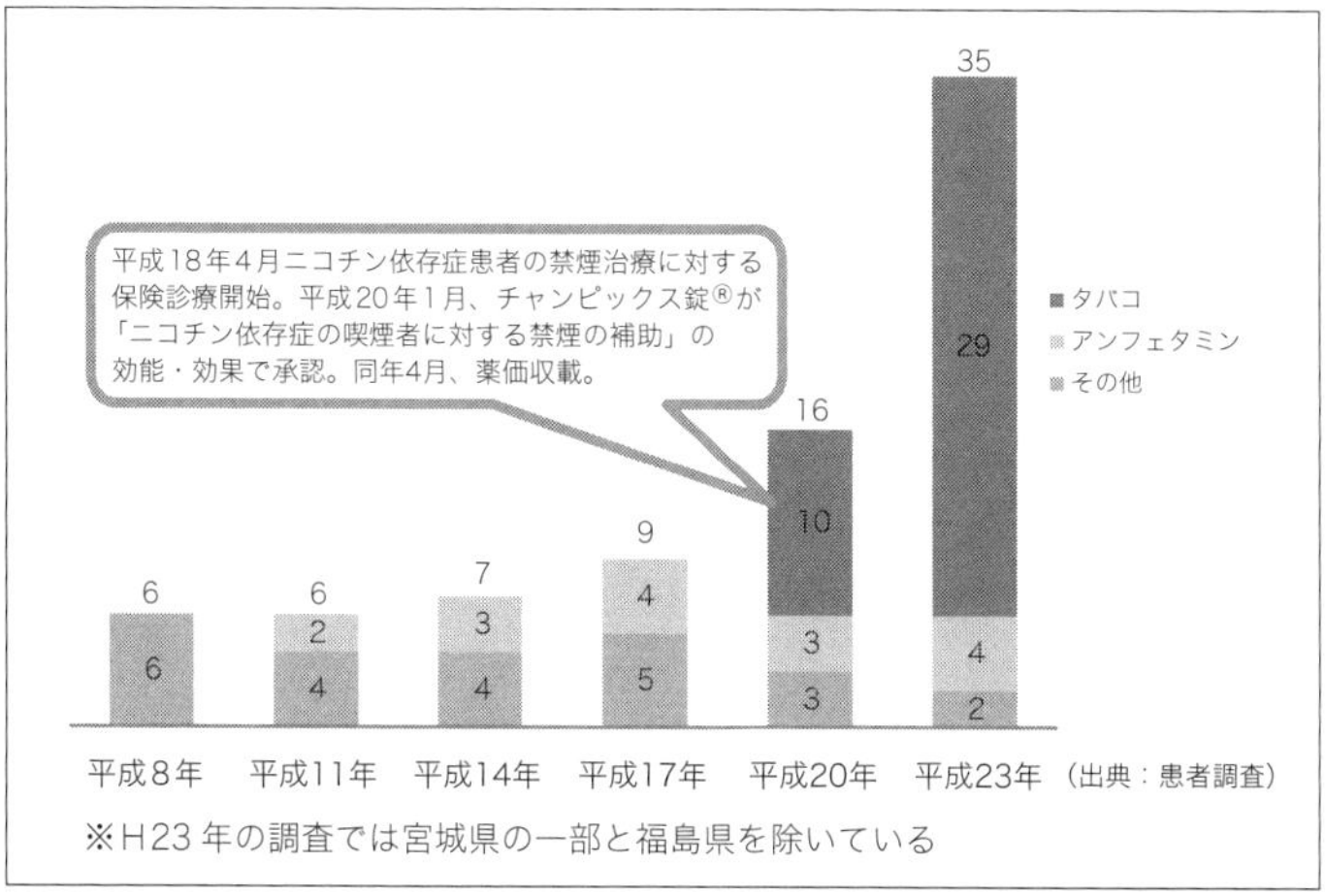

（出典：患者調査）
※H23年の調査では宮城県の一部と福島県を除いている

図1-3　アルコール以外の薬物使用による精神および行動の障害総患者数の内訳（単位：千人）

んはそれまでニコチンで医療機関にかかっていなかったわけです。たばこを吸っていることに対し、医学的に問題視していなかったのです。今、禁煙は大きなブームになっています。どこへ行っても禁煙ですし、医療機関もほとんど禁煙になっています。食事に行っても、禁煙や分煙になっているところが多くなっています。飲食店の禁煙についての法整備も議論になっています。それは、もちろん健康増進という目的なのですが、たばこの害に関する宣伝というものも大きいと思います。喫煙には害がある。たばこはニコチンの依存症になる。ニコチンの依存症になると、肺がんのリスクが上がり、諸々の疾患のリスクが増える。そういったいろいろなことがCMなどによって浸透してきました。

そう考えると、病気を作るというわけではないのですが、病気の宣伝（専門用語では病気喧伝《けんでん》：disease mongering）ということで、諸刃の剣のようなところがあります。

うつ病で一時期新しい抗うつ薬が出てきたときに、新聞にも広告が出て、うつ病で受診する患者さんが急激に増えたという経緯があります。うつ病の患者さんが増えたことで、混乱も生じました。今までうつ病と診断されなかった人たちがうつ病と診断されるようになり、気軽に薬を出されて、その結果いろいろな問題が起こっています。

患者さんを医療機関につなげるために、CMなどによる宣伝や啓発をすることには大事な側面もありますが、過度な医療につながりかねないということで、気をつけなければいけないことでもあります。そのバランスや考え方は難しいところです。

ギャンブルに関しては、そういったことはまったくありません。たとえば、テレビを見れば、パチンコ店のCMが流れていたり、パチンコで勝った、負けたと大騒ぎしているテレビ番組もあります。ギャンブルに関しては問題視されていない状況というのが、患者調査の結果が500人未満という数字の背景にあるのではないかと考えています。

●ギャンブル障害は自殺のリスクが非常に高い

ギャンブル障害の現状やリスクを見てきましたが、ギャンブル障害への視点で抜けがちになっているのが、自殺のリスクが非常に高いということです。

平成24年の8月に自殺総合対策大綱が改正されました。その中に、自殺を予防するための当面の重点施策というものがあります。

うつ病という精神疾患が自殺のハイリスクになるという認識は、みなさん持っていると思います。うつ病以外にも自殺の危険因子になる精神疾患が取り上げられています。一つは統合失調症です。ほかに、アルコール依存症、薬物依存症、そして病的賭博が入っています。

改正前は、病的賭博は入っていませんでした。アルコール依存症や薬物依存症に加え、ここで初めて病的賭博が自殺のリスクが高いという認識が国でも共有されるようになったのです。なぜ病的賭博が入ったかというと、自殺の死因の上位には必ず経済的な問題が挙げられるからです。経済的な問題の背景には、ギャンブルにのめり込んで、経済的に破たんしているのではないかということがあり、加えられました。

厚生労働科学研究の報告[(5)]でも、自殺念慮に関しては、うつ病と比べても病的ギャンブリング群は高い数値を示します。

一年以内に自殺を実行した人を見ると、うつ病よりも多く、ギャンブル障害は非常に自殺のリスクが高くなっていることがわかります。もちろん、背景にいろいろな問題があると思います。犯罪に手を染めてしまった。金銭的に立ちいかなくなった。借金の返済で行き詰まったといったこともあるでしょう。

いずれにしろ、ギャンブル障害を扱う私たちの立場とすれば、ギャンブルの問題で悩んでいる方、あるいは悩んでいる家庭があったとしたら、自殺を常に意識していなければいけないということです。

●親がギャンブル障害の場合、子どももギャンブル障害になりやすい？

ギャンブルの問題では、親がギャンブル障害の場合には、子どももギャンブル障害になりやすいというデータも出ています。大学生を対象とした研究(6)では、親のどちらかがギャンブル障害の場合、学生のうちの19％がギャンブル障害になっていたという結果が出ています。両親のどちらもギャンブル障害でなかった子どもの場合には、5％に留まっています。

親がギャンブルにのめり込んでいる場合に、その子どもがギャンブルにのめり込むリスクは非常に高いということです。これは遺伝なのか、環境なのか。はっきりとした結論は出ていませんが、遺伝の要因もかなり強いのではないかと言われています。

もちろん、子どものうちからギャンブルに近い環境にいれば、ギャンブルへの壁は低くなります。ギャンブルにのめり込んだり、ギャンブルをする人も増えます。そういった環境の要因もあると思います。

精神疾患の多くは、遺伝子も環境もどちらも影響することが多いので、ギャンブル障害でも両方関係する可能性は高いと思います。

さらに、ギャンブル障害になると、社会的な影響も大きなものがあります。借金、犯罪、あるいは仕事にも影響が出ます。ですから、親がギャンブルの問題を抱えてしまうと、さまざまな問題が本人だけでなく子どもにも引き継がれていくということに注意しなければなりません。

ここまで、日本では病的ギャンブルの可能性がある人がかなりの数いるかもしれないという状況をお示ししましたが、ほとんどの方が医療機関にかかっていません。もちろん、医療機関にかかることがすべてではありませんが、関連する自助グループや回復施設などにつながっている人も少ないと予測できます。

そのような状況で、日本でカジノが開設したときに、果たしてギャンブル障害の対策は本当に大丈夫なのかということが危惧されます。

第2章 脳とギャンブル障害

●脳内報酬系について

依存症については、脳内の変化というものが指摘されています。特にA10ドパミンニューロン（脳内報酬系）というものが関与していると言われています（図2-1）。ニューロンとは神経細胞のことです。ドパミンという神経伝達物質を調整する、神経細胞から成る経路と思ってください。ドパミンは、快の感情や意欲、学習などに密接に関連した神経伝達物質と考えられています。この神経路が刺激されて、側坐核と呼ばれる脳の特定の部位でドパミンの放

- この神経路が刺激されて、側坐核という脳の部位でドパミンの放出が増大すると、脳内報酬系が刺激され、精神依存が形成される。
- 依存性の物質は脳内報酬系を刺激するという、共通の性質を持っている。

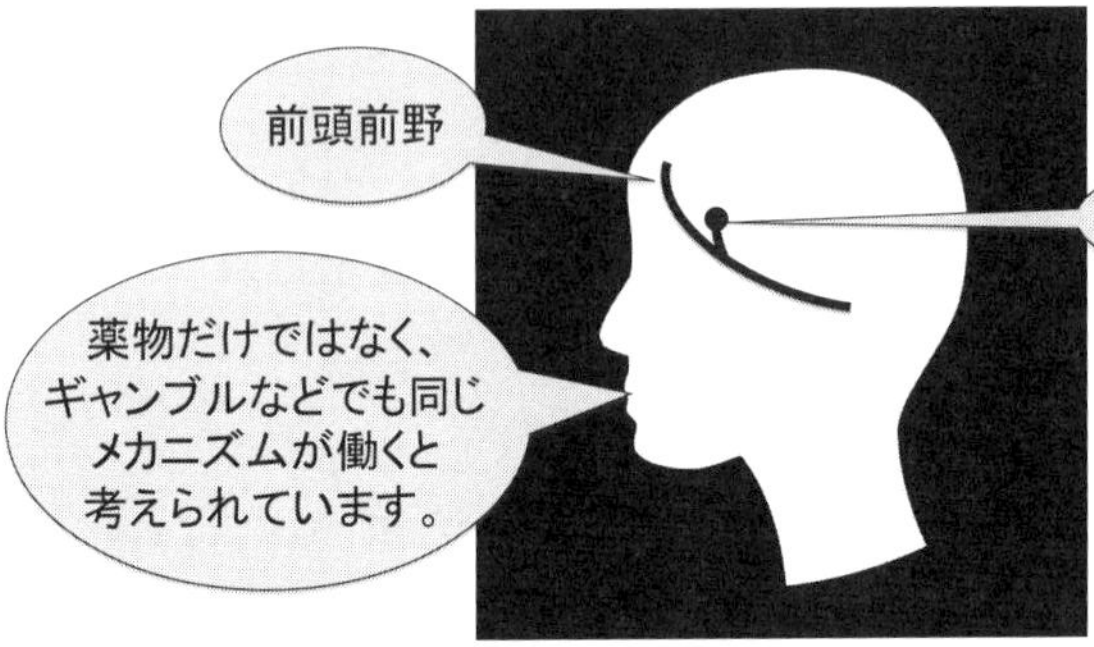

図2-1　A10ドパミンニューロン（脳内報酬系）

出が増大すると、脳内報酬系が刺激され、精神依存が形成されます。側坐核は報酬や快楽にとって重要な役割をはたすと考えられている脳の部位です。依存性の物質は、脳内報酬系を刺激するという共通の性質を持っています。アルコールあるいは覚せい剤、その他の薬物、それぞれ物質が違っていても、脳内報酬系を刺激するという点では、共通の性質があります。

特に、脳内報酬系が前頭前野という脳の前方の部位まで関係していることが大事なポイントになります。「側坐核」と「前頭前野」。この二つの部位は後々キーワードになってきますので、覚えておいてください。

薬の作用として側坐核が刺激されるわけではありませんが、報酬系の活動という視点からすると、薬物でもギャンブルでも同じことが起こっていると考えられています。ギャンブル障害も、アルコール依存や薬物依存と同じスタンスで考えるべきだという考えの一因が、ここにあるのです。

●報酬系では幸福を感じない

ただし、報酬系という言葉は曲者です。報酬というと、何かご褒美がもらえるというイメージで、うれしい感じがします。

ところが、報酬系そのものは幸福を感じるわけではありません。報酬が得られそうだという認識をすると、ドパミンを放出します。このドパミンの放出で興奮を感じ、欲望で頭がいっぱいになるのです。

注意していただきたいのは、「報酬を得てから」ではないということです。「得られそうだ」なのです。快感が得られそうな期待で、脳が興奮するということです。快感が得られた結果ではありません。つまり「報酬への期待」でしかないのです。報酬があったから幸せなのではない。報酬が得られそうだから何となく高揚して幸せな感じがしてくる。ここがポイントです。

ギャンブルで言えば、ギャンブルで儲かったから報酬系が活発になるのではありません。これからギャンブルをやることで、もしかするとお金が儲かるかもしれない。そこがまさに報酬系が活動的になるポイントなのです。だからこそ、やめられなくなってしまう。ギャンブルのことを考えると、いてもたってもいられないというのは、まさに報酬系が活動するからなのです。

●不安を感じやすい人ほど、側坐核が反応しやすい？

ＩＣＤ－10の診断基準で、「生活にストレスが多くなると、しばしば増強する」という文言がありました。ストレスを回避するためにギャンブルの回数が増えることはよくあります。側坐核に注目してみると、不安を感じやすい人ほど、側坐核が反応しやすいという報告があります。

平均22歳の男女19人を被験者とし、機能的磁気共鳴画像法（ｆＭＲＩ）で脳機能を測定した研究[7]です。ｆＭＲＩはＭＲＩ（核磁気共鳴画像）という磁気による脳のイメージングにより、どこでどういった機能が活発になっているかをみられるようにしたものです。

ｆＭＲＩで何を測定したかというと、まず同窓生が成功しているシーンを想像してもらいます。自分ではなく、親しい人が成功しているシーンです。そうすると、前帯状皮質という部位が活動します。この前帯状皮質の活動というのは、不安が起こっているときの活動と類似したものと言われています。

ここからが問題なのですが、次に、そのうらやむべき同窓生が不慮の事故などで不幸になったことを想像してもらうのです。成功したはずの同窓生が今度は不慮の事故で不幸になった。そうすると、側坐核が活動し始めます。しかも、前帯状皮質の活動が強い人ほど、側坐核の活動が強かったのです。

不安を感じやすい人が、何か対象となる人の不幸を想像すると側坐核が動き出します。側坐核の敏感さは不安の感じやすさと関係しているかもしれないということです。

この論文では、そこまでは触れられていなかったと思いますが、依存症の方、嗜癖障害の方は、自己肯定感が低い傾向があるといわれています。自分の存在価値を下げやすいのです。ということは、周りの人がみんなよく見えるのです。周りの人は成功しているけれども、自分は成功していないという感覚が強くなります。そういう人たちは、側坐核の活動が高くなりやすい可能性があるため、依存症あるいは嗜癖障害と関連する部分があるのではないかということが、こういった研究のデータから予測できます。

●側坐核と嘘

次に、嘘についてです。先ほどからギャンブル障害の問題として、嘘をつくことが挙げられています。ギャンブルをやったこと自体の嘘をつくかもしれないし、勝ち負けに対しても嘘をつくかもしれません。

側坐核と嘘をつくということには関係があるのではないかという報告があります[8]。これも同じように、機能的磁気共鳴画像法（ｆＭＲＩ）を使って実験を行ったものです。

コイントスをして、コインが表か裏かを予想してもらいます。予想に成功するとお金による報酬が与えられます。予想が失敗するとそれまでに稼いだお金が減ってしまいます。確率２分の１で当たれば儲かる、負ければ損失が出るという単純なギャンブルです。

ただし、面白いのは、コイントスの予測が成功したかどうかは自己申告に基づくということです。ズルをして嘘をつくことが可能なのです。表が出ると予想して、裏が出ても、「当たりました」と言えてしまうということです。

「側坐核」の活動が高い人ほど、コイントス予測において嘘をつく割合が高いことがわかりました。側坐核が敏感に反応しやすい人は、お金に対する嘘もつきやすくなってしまっている可能性があるのです。

これは、本人のせいでしょうか？

本人のせいというより、脳の仕組みとして起こってしまっていると考えたほうがよいのではないでしょうか。

ですから、嘘をつかないためには、なるべく側坐核の反応を起こさないような工夫が大事ということになるかもしれません。しかし、側坐核そのものにアプローチするのはなかなか難しいところがあります。

●前頭前野の役割

先ほど、側坐核から前頭前野にＡ10ニューロンが伸びているという話をしました。前頭前野は思考や創造性など人間らしさを司る部位であると考えられています。

実は、側坐核の活動が高い人ほど、正直な振る舞いをする際に、この前頭前野、特に背外側前頭前野と呼ばれる領域の活動が高いことがわかっています。側坐核の活動が高いということは、嘘をつきやすいということです。それでも正直なことを言う人たちは、前頭前野の活動が非常に活発になっていたのです。

前頭前野は、理性的な判断や行動の制御にとって重要な領域と考えられています。依存症になり、ギャンブルで問題を起こすようになってしまった人たちに、少しでも理性的な判断や正直さを取り戻してもらうためには、前頭前野の機能を高めるようなアプローチが有効なのではないかということです。それによって、状況を変えられるかもしれません。

では、どうしたら前頭前野にアプローチできるのでしょうか？　それはまた後でお話しします。

●脳内のセロトニンの量で価値判断が変化する？

脳に関してもう一つ面白い話があります。

私たちは、目先の報酬と将来起こりうる大きな報酬を比較して行動を選択しています。たとえば、私が講演をするため、二週間前から準備をするとします（実際には直前に準備することが多いので、あくまで仮の話です）。二週間後に、面白いプレゼンテーションが提示できるように準備をするわけです。しかし、準備をせずにお酒を飲むこともできますし、別のことをすることも可能です。いろいろな行動の選択肢がある中で、その行動を選ぶのはなぜでしょうか。一つは、後ほど述べる行動の視点で説明することができます。もう一つは、脳の視点でも説明できるのではないかということが、脳の線条体という部位を調べた研究からわかってきています[9]。

セロトニンはドパミンと同様に神経伝達物質であり、うつ病に関係することがよく知られています。生体のさまざまな機能に関係しており、脳内よりも消化管における分布が多いとされています。このセロトニンですが、脳内の線条体という部位の働きを調べると、セロトニンの量により価値判断が変化することがわかりました。

セロトニンの量が多いとき、つまりたくさん分泌されているときは、将来もらえる大きな報酬を選びます。セロトニンの量が通常のときは、場面に即した判断を行います。場面に則した判断とは、ケース・バイ・ケースということです。

逆に、セロトニンの量が少ないときは、すぐにもらえる小さな報酬を選びます。将来の大きな報酬を待たずに、目先のものを選んでしまうのです。

先ほど自殺がギャンブル障害では多いという話をしました。自殺総合対策大綱で示したように、自殺のリスクが高い代表的な精神疾患はうつ病です。うつ病に関しては、どこまでセロトニン仮説が正しいか、セロトニンだけでどこまでうつ病を語れるかというのは難しいところですが、実際にＳＳＲＩというセロトニンを調整する抗うつ薬はある程度の効果があります。

セロトニンには、いろいろな働きがあると言われています。将来の報酬を考えるときには、神経伝達物質としてはセロトニンだけではなく、ドパミンも関与していますし、その他にノルアドレナリンも関与してきます。その中で、セロトニンは価値の割り当ての計算をしているのではないかという説があります。セロトニンが作用することによって、どういったものに対して価値をつけるべきかという優先順位が計算されるのではないかということです。

最近、うつ病の治療では、行動活性化療法という、やりがいのある行動を増やすことがうつ病の改善につながるという考えもあります。行動を増やしていくうちに、脳内のセロトニンの価値判断が変わってくるというのです。厳密にはそれらの作用機序はわかりませんが、うつ病の病態を考えたときも、セロトニンが今のものと将来のものとの価値の比較に関わっているのは、間違いないだろうと思います。

もちろん、セロトニンだけがすべてではありません。あくまである一面を切り取ったものでしかないのです。けれども、セロトニンという観点に注目すると、うつ病と自殺、依存症や嗜癖障害での自殺というものがつながるのではないかと思います。

●うつ病患者にみられる衝動的選択

うつ病患者が自殺を選択するのは、究極的な目先の選択と言ってもよいでしょう。このまま生活を続けていけば、将来もっと幸せなこと、よいことがたくさんあるという見通しがつきにくくなってしまい、自殺という回避的な行動を選択してしまう。セロトニンの分泌が減ってきているので、将来の大きな報酬よりも目先の死を選んでしまう。こういった衝動的な選択をしてしまう可能性があるのです。

ギャンブル障害においても、脳内のセロトニンの分泌が減り、他にやるべきこと、他によい結果が起こり得るものがたくさんあるのに、わざわざギャンブルを選択し、そして失敗してその結果として自殺を考えてしまう。ギャンブル障害において自殺の可能性が高いのも、セロトニンである程度説明がつく部分があるのではないかと思います。

●パーキンソン病治療とギャンブルの問題

脳内の神経伝達物質として、ドパミンも重要な役割を果たします。ドパミンとギャンブル障害との関連の如実な例として、パーキンソン病の治療薬の話があります。

パーキンソン病では、ドパミンの分泌が低下することによって、表情が変化しにくくなる、トボトボ歩くようになってしまうなどの症状が現れます。このパーキンソン病の治療薬のひとつに、ドパミンの受容体に作用するドパミンアゴニストというものがあります。ドパミンの受容体を刺激することで低下したドパミンの機能の代わりとなるわけです。

そのドパミンアゴニスト服用者にギャンブルの問題が生じたとの報告がなされています[10]。今までまったくギャンブルの問題がなかった人が、パーキンソン病になり、パーキンソン病の治療薬の服用を開始しました。すると、今までなかったギャンブルの問題が発生するようになったということです。

要するに、薬によってドパミン受容体を刺激することで、理由はわかりませんが、ギャンブルの問題が出てきたのです。もちろん、すべての人にギャンブルの問題が出るわけではありません。ただし、治療薬の副作用でギャンブルの問題が出たということは、脳における何らかの神経伝達物質の変化でギャンブルの問題が起こり得るということが言えるのです。

さらに言うと、ある種の統合失調症の治療薬においても、ギャンブルの問題が出現したという報告があります。統合失調症の薬自体、ドパミンを主に標的とするものが多いですから、この報告は当然予測できることではあります。

こういったことを考えても、ギャンブルの問題は単に自己責任とせず、ギャンブルの問題が起こりやすい脳の状態もあるのだという視点を持っていて欲しいと思います。

●ギャンブルしか楽しめない？

ギャンブルの問題が生じると、脳の中でどんなことが起こってくるのでしょうか？

一度ギャンブルの問題が起こってしまうと、ギャンブル以外のことを楽しめなくなってしまう可能性があることが指摘されています。報酬と罰に対する感受性、手がかり刺激への反応性、衝動性、意思決定というものに焦点を当てた報告によれば、ギャンブル障害では非特異的な報酬に対し、中脳辺縁系‐前頭葉皮質の活動性が鈍っているとのことでした[11]。一方、ギャンブルに関連した手がかり刺激に対しては、この部位の活動性が増加することが示されています[11]。

ギャンブル以外の刺激には報酬系が反応しなくなり、ギャンブルから得られる報酬に関する情報だけが脳の活動性を上げてしまうということです。ギャンブルに関係するもの以外、楽しめなくなる。これが怖いところです。

●ギャンブルの問題を抱える人たちの神経画像学研究

京都大学の精神医学教室による画像の研究もあります[12]。

報酬を予測するゲーム遂行時の神経活動を測定しますが、ギャンブルとは直接関係ないものを使います。そうすると、健常者の脳は活発に動いているのですが、病的ギャンブラーの方たちは、脳の活動が上がってきません。脳で何らかの事象が起こっている可能性は否定できないということです。

先ほど述べたように、報酬系と関係がある部位に異常が起こってくると、嘘をついたり、もともと不安を抱えやすい人は側坐核の活動性が高くなったりする可能性もあります。さらに、一度そういった病的ギャンブラーとしての脳の仕組みができあがってしまうと、ギャンブル以外の物事に対して、喜びや関心を持ちにくくなってしまいます。こうしたことを踏まえてサポートしていかないと、根性論など、見当はずれなサポートになっていく可能性があり、注意が必要です。ただし、ギャンブルに限らず、何かにハマっている状況では他のものに関心を示さなくなることはあると思います。そのような状態とギャンブル障害における脳の機能の相違も考えていかなければならないと思います。

こうした研究が発展し、将来ギャンブルにのめり込みやすい人のリスクのアセスメントなどにつながればよいと思います。

実際の治療において、脳に関する話を、本人よりも家族に詳しく説明することがよくあります。

家族には、本人の根性論につながるような回復支援はしていただきたくないので、脳でこのようなことが起こっているのですという話をします。本人のせいではなく、脳がこうなってしまったのだから、嘘をつくのもしようがないこと。そして、嘘をつかないためには何をしたらよいか。前頭葉を活発にするとよいので、そのためにはこういうよい方法があるかもしれません、という流れでお伝えしています。

これらのことが本当に正しいかどうかは、これからもっと研究を重ねなければいけませんが、本人のせいにすることなく、家族に回復の手伝いをしていただくためには、こういった生物学的な側面についての説明は、かなり役立つと考えています。

第3章

診断と治療

●実は自然回復も多い

みなさんにとって一番関心があるのは、診断と治療の部分ではないでしょうか。精神科の外来に、ギャンブルの問題を抱えた人が来たときに、私たち精神科医はどんなことを考えて、何をしたらよいか。そんなお話を述べていきたいと思います。

実はギャンブル障害は、まったく回復しないとおっしゃる先生もいます。しかし、最近言われていることは、自然回復が多いということです。ＤＳＭ－５にも、「ギャンブル障害は時々、自発的な長期間の寛解に至ることがある」と記載されるようになっています。自発的な寛解というのは、何もしなくても自然によくなるということです。ただし、〝長期間の寛解〟という表現になっている点には注意が必要です。〝治癒〟ではなく〝寛解〟ですから、またいつでもギャンブルを再開する可能性があるということです。

自然回復率は3～6割に及ぶという先生もいます。実際に、何もせずにギャンブルをやめてしまうことがあります。薬物依存症ではそうはいきません。薬の作用がありますから、自然に回復するのはかなり難しい部分があります。

この自然回復率の高さを考えると、薬物よりもギャンブルのほうがアプローチしやすいのではないかと思います。しかし、今のところ、どのような条件で自然回復するのかということは、よくわかっていません。これがわかればずいぶんと治療が進むはずです。

自然回復率が高いといっても、〝放っておきましょう〟ということではありません。自然回復しない方もいますし、自然回復を待つよりは、積極的な働きかけによって早めに回復させたほうが問題の広がるリスクも減ります。何らかの支援は必要なのです。

● **タイプⅠ（単純嗜癖型≒中核群）**

ギャンブリングにのめり込んでいるが、**他の精神障害の併存はみられない**群（ギャンブリングの問題により二次的に生じた抑うつや不安症状は除く）。いわゆる「依存症」

● **タイプⅡ（他の精神障害先行型）**

大うつ病、双極性感情障害、統合失調症、不安障害、アルコール依存症等がギャンブリングの問題に先行してみられる群

● **タイプⅢ（パーソナリティ等の問題型）**

反社会性パーソナリティ障害、広汎性発達障害、精神発達遅滞、認知症、器質的な問題等で**衝動制御が困難な状態等の併存**がみられる群

厚生労働科学研究費補助金障害者対策総合保健事業　病的ギャンブリング「いわゆるギャンブル依存」の概念の検討と各関連機関の適切な連携に関する研究 平成24年度分担研究より

図3-1　病的ギャンブリング類型分類[13]

●病的ギャンブリング類型分類

では、どういった支援が必要なのでしょうか？　それを考えるときに、厚生労働科学研究[13]で報告された病的ギャンブリングの類型分類と言われるものがあります。タイプⅠ、タイプⅡ、タイプⅢと三つのタイプに分けています（図3-1）。

タイプⅠは単純嗜癖型で、いわゆるギャンブル障害の中核群として考えたほうがよいというタイプの方たちです。ギャンブリングにのめり込んではいますが、他の精神障害の併存がみられない方たち。ただし、ギャンブリングの問題により二次的に生じた抑うつや不安症状は除きます。薬物に当

てはめれば「依存症」というタイプの方々がこれに当たります。

タイプⅡは、他の精神障害が先行する方です。精神疾患と言ってもよいかもしれませんが、大うつ病、双極性感情障害、統合失調症、不安障害、あるいはアルコール依存症のようなほかの依存症が、ギャンブリングの問題に先行してみられる群です。ギャンブル以外の嗜癖障害を含めてもよいかもしれません。

タイプⅢはパーソナリティなどの問題です。反社会性パーソナリティ障害や、最近問題になっている広汎性発達障害、精神発達遅滞のほか、認知症の方に急にギャンブルの問題が出ることもあります。あるいは、頭部の外傷など器質的な問題があり、衝動性の制御が困難な状態の併存がみられる群です。

タイプⅡとタイプⅢが分けにくいのではないかという意見もあります。治療あるいは回復可能なものと、障害として固定したもので分けているのではないかと思います。

この三つのタイプで考えます。

●ギャンブルの問題を持つ人が医療機関を受診した際の対応

なぜわざわざ三つに分けなければならないかというと、これがまさに治療上必要なことだか

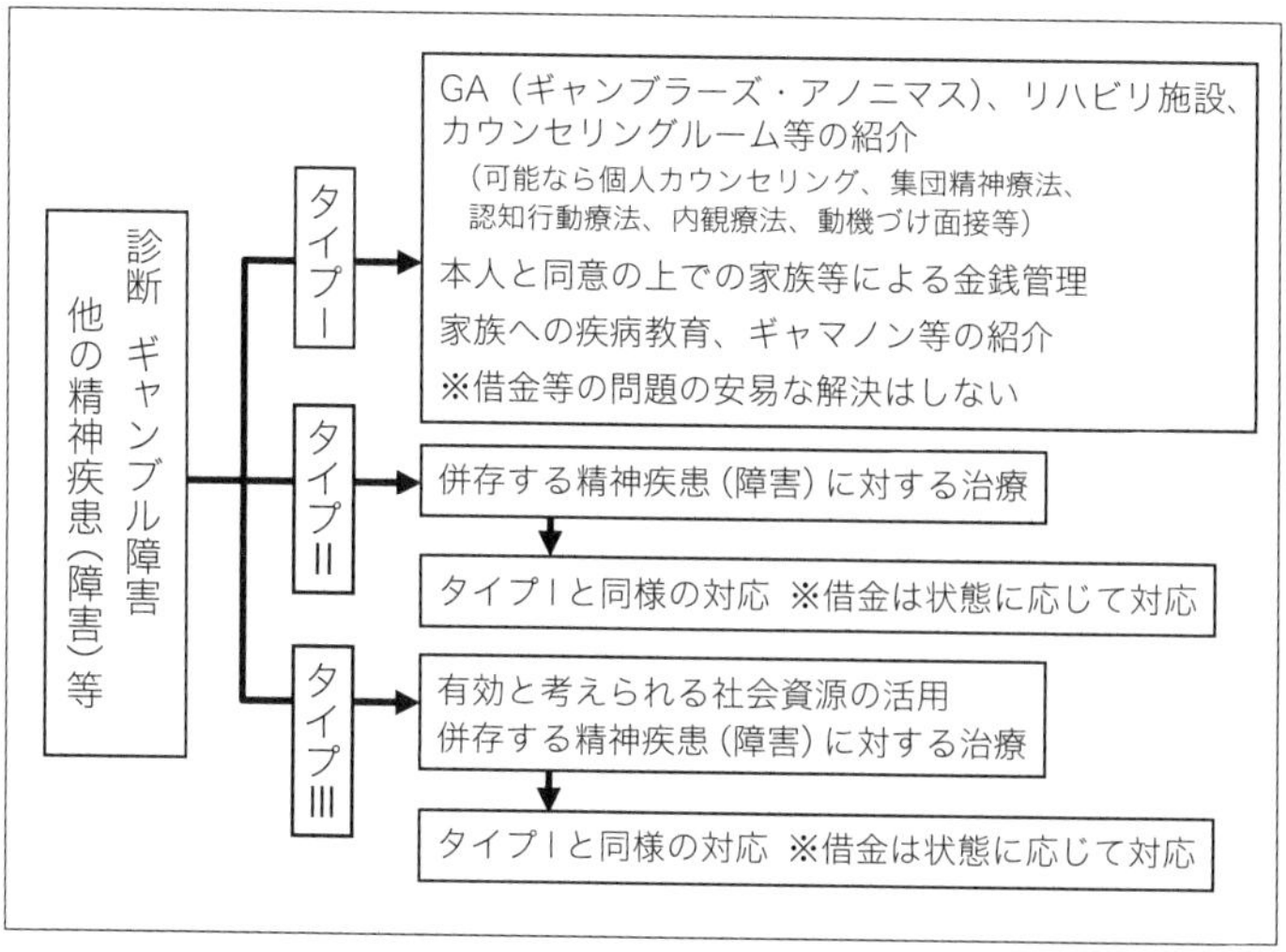
診断　ギャンブル障害
他の精神疾患（障害）等
タイプⅠ
GA（ギャンブラーズ・アノニマス）、リハビリ施設、
カウンセリングルーム等の紹介
（可能なら個人カウンセリング、集団精神療法、
認知行動療法、内観療法、動機づけ面接等）
本人と同意の上での家族等による金銭管理
家族への疾病教育、ギャマノン等の紹介
※借金等の問題の安易な解決はしない
タイプⅡ
併存する精神疾患（障害）に対する治療
タイプⅠと同様の対応　※借金は状態に応じて対応
タイプⅢ
有効と考えられる社会資源の活用
併存する精神疾患（障害）に対する治療
タイプⅠと同様の対応　※借金は状態に応じて対応

図３-２　ギャンブルの問題を持つ人が医療機関を受診した際の
対応フローチャート（文献[13]を一部改変）

らです。三つのタイプによってアプローチが変わってくるのです（図３-２）。

「ギャンブルの問題があります」と言って、患者さんが来ました。診断基準としては、ギャンブル障害あるいは病的賭博に当てはまるときに、それで終わりにしてしまうと、みんなタイプⅠになってしまいます。

そこで大事なのが、タイプⅡ、タイプⅢのような併存する疾患がないか、あるは先行する障害はないかということです。もし、タイプⅡのように、併存する精神疾患があれば、まずその治療を行う必要があるわけです。たとえば、双極性障害の方で、ギャンブルの問題が出ている方の場合は、ギャンブルそのものをいかに抑えるかということ以上に、気分の波を発生させないことが大事になってきます。ここがタイプⅡの治療でポイントになるところです。もともと併存する精神疾患をいかに安定させるか、回復させるか、治療するかに主眼をおきます。

タイプⅢの場合は、基本的には対処療法的な治療がなされると思われます。ですから、ギャンブルへののめり込みといった衝動性の亢進を一時的に抑えることも大事でしょうし、社会的資源を積極的に使ったほうがよいのではないかということになります。いろいろな社会資源を使って、本人がギャンブルの問題を起こさずに生活できるような環境を整えてあげることが大事です。

タイプⅠで、ギャンブルの問題が主でほかの問題がないような方たちの場合は、GA（ギャンブラーズ・アノニマス：72ページにて詳述）自助グループやリハビリ施設、カウンセリングルームなどを紹介します。本人と同意のうえで家族による金銭管理を行うなど、さまざまなアプローチを駆使して、ギャンブルに関する問題を解決に持っていきます。

タイプⅡ、タイプⅢの方ももちろんギャンブルの問題を治療しないわけではありません。ただし、その前にやるべきことをやることが大事です。精神科医として、その見分けをきちんとしてアセスメントしないと、方向性が違う支援や治療に進む可能性があるので危険です。

実際に、タイプⅡの双極性障害の方で、ギャンブルの問題が出る方が多くいます。特に、躁状態のときにお金を使ってしまうということが起こりやすくなります。その場合、気分の波が安定しないと、ギャンブルの問題が解決しにくいというのは経験としてあります。

さらに、タイプⅢのように、背景に発達障害のあるような方もギャンブルにのめり込むことがあります。そういう方の場合、自助グループやリハビリ施設のような場所で、集団で何かをするのは馴染みにくいという面があります。ですから、もう少し違うアプローチをして、ギャンブルの問題を片づけなければいけないため、苦慮することがあります。

●診断に際しての注意

ギャンブル障害はLie/Bet QuestionnaireやＳＯＧＳなどのスクリーニング検査だけで診断することはできません。そこには、「背景に気分の波がありますか?」とか、「子どもの頃から人の気持ちがわかりにくくて、周りから浮いてしまうようなことはありますか?」といった質問がまったくないからです。

スクリーニングの基準を満たして、確かにギャンブルの問題が出たとしても、前述のようなタイプ分けができないのです。スクリーニング検査は、あくまでギャンブルの問題をあぶり出すためのもので、あぶり出された問題の背景に何があるのかは、しっかりとアセスメントしないといけません。

それは、診断基準も一緒です。診断基準だけ見ていては、その背景に存在する疾患を見逃すことになります。その人のギャンブルの問題がなぜ起こっているのか、なぜギャンブルが継続しているのかという肝心なところに目が向かないまま、いたずらに支援だけになってしまい、何の問題解決にも至らないことがあるのです。ここは強調しておきたいところです。

うつ病の問題があったときに、DSMを印刷したものに○をつけさせるだけで、「あなたは○が何個以上だからうつ病です」ということをしている医療機関もあるそうです。こうしたことが、うつ病治療の困難という問題が起こった一因にもなっています。

ギャンブル障害は専門で診察してくれる医療機関が少ないのが現状です。しかし、これから先何らかの施策や、よい薬ができてその薬が広まる中で、認知度が高まり、診てくれる医療機関が増えることになるかもしれません。そのときに、ここで私がお伝えしたようなことを抜きにしていると、何でもギャンブル障害になってしまい、意味のない治療を受けることになってしまうかもしれません。あるいは本来ギャンブル障害と関係ないところで問題が起こっているのに、ただギャンブル障害というレッテルだけを貼られて、何も治療されずに終わってしまう。そのようなことが起こる懸念があります。ですから、ここではしっかりとしたアセスメントの必要性を強調しておきたいと思います。

●ケース2-1を考えてみましょう

◆ケース2（再掲）

・45歳男性。妻と2人の子どもと4人で生活。
・会社員であるが、15年前より「パチンコ」を始めた。
・しかし、「パチンコ」にのめり込んで150万円の借金をしてしまった。
・返済に行き詰まり、落ち込みが出現。
・自殺をほのめかす発言もみられ、心配になった妻に連れられて外来初診となった。

冒頭の序章で紹介した「パチンコ」のケースを再掲しました。このケース2の方の話をさらに進めていきたいと思います。

◆ケース２‐１

・気分の波が激しく、調子が高いときは「絶対勝てる」と思ってしまい、見境なくパチンコをやってしまう。

・しかし、気分が落ち込むと「また借金をしてしまった」と自分を責め、時に希死念慮が出現する。

ケース2の紹介の後で、このような情報が出たら、どうでしょう。

たとえば、ここでスクリーニング検査をしてみました。結果はギャンブル障害の疑いでした。そこで、ギャンブル障害の治療をしましょうという対応は、自己責任として突き放すよりは一歩進んでいるやり方だとは思います。

でも、本当にそれでよいのでしょうか?

かなり荒っぽい情報収集ですが、このように気分の波があって、その波に応じてギャンブルをやってしまったり、あるいは希死念慮が出てきたりするとなると、双極性障害を疑ったほうがよいのではないかと考えます。そうすると、ギャンブルへのアプローチは必要ですが、それ以上に気分を安定させることが治療上で必要になってきます。

それは、このように、「気分の波に応じて、ギャンブルが増えたり、減ったりすることはありませんか?」、あるいは「普段の生活の中で、死にたいなという気持ちが出るのはどういうときですか?」と本人に聞く。あるいは家族に「気分の上下はありますか?」といったことを聞くからわかるのです。それを抜きにしたら、何もわからずに終わってしまいます。

このようなことを聞くのは、やはり一般科の医師よりは、精神科医のほうが長けています。そして、ギャンブル障害の可能性がある人を目にしたときに、私たち精神科医がまず先にやらないといけないのが、自己責任と突き放さないで、その背景に何らかの精神疾患がないかどうかをきちんと見定めるということではないでしょうか。

●ケース2-2の場合はどうでしょう?

ケース2の2番目の例です。

◆ケース2-2
・実はパチンコ以外でも借金があり、返済日が迫ってくると「何とかしないと」と焦ってしまう。
・少しでも金を増やそうと、つい「パチンコで稼げないか」と考えてしまい、結局は借金を増やしてしまう。

この方の場合は、気分の波があるわけではありません。調子がよいとパチンコをやるのではなく、借金の返済日が来るとパチンコをしてしまうという方です。この場合はどうしますか？

この方は、もともと、金銭の管理が苦手な方です。あれば使ってしまい、計画的にお金を使うことが苦手です。そういう方ですから、計画的に返済もできず、返済する予定のお金でも手元にあると別の飲食に使ってしまい、結局、手元のお金がなくなってしまいます。

手元に4万円ありますが、返済額の5万円には1万円足りない。そんな場合、1万円くらいならパチンコでちょっと勝てば返せるのではないかと考えて、パチンコ店へ行くタイプです。そして、結局1万円を増やそうと思って行ったのが、手元にあった4万円をなくしてしまい、5万円の返済ができなくなってしまう。そういうことが起こるのです。

こういう方は、やはり専門家の手を借りて、借金の返済計画を立てるアプローチが有効です。本人ではなくて別の人に借金の返済計画を立ててもらうのです。たとえば、奥さんにきちんとお金の管理をしてもらうということです。

しかし奥さんに金銭管理をしてもらうというのは、異論が出るところです。自助グループなどでは、特に家族に関しては一切お金の管理はさせるなというアプローチをとっているところもあります。それが有効なケースも多々あります。例えば、本人が家族を脅して金銭を手に入れようとしていた場合、家族が本人の金銭管理を行うことはほぼ不可能でしょう。ただし、もともと金銭管理が苦手な本人が、一切のお金の管理を任されたときに、行きつくのはそれ以上の借金や、その先のもっと悲劇的な出来事です。

意見が分かれるところではありますが、私が経験しているところでは、奥さんにお金の管理をしてもらうことによって、ギャンブルが止まって、借金が順調に減っている人がいることも事実です。

先ほどのケース2‐1と比べると、ずいぶんアプローチが違うことに気づくと思います。ケース2‐2の場合は、薬物療法で気分を安定させることではなく、むしろお金の管理そのものに対してアプローチするのですから、かなり違います。そのアプローチの違いを知っていただければと思います。

もともとの前提は同じです。しかし、細かく聞いていくと、その背景にある借金の仕方、ギャンブルののめり込み方が違っています。ですから、それに対して何をすべきかも変わってくるのです。

●ケース２‐３の場合はどうですか？

さらに、前提は同じで、３番目の方の例です。

◆ケース２‐３
・早く帰っても家でやることがない。
・妻は子育てで忙しく会話も少ない。
・仕事での苦労を話したいが、以前に「私も子育てで苦労している」と言われたので、話をすることに躊躇してしまう。
・そういうときにパチンコをすると、何もかも忘れられる感じがする。

この方の場合はどうでしょう？　パチンコで１５０万円の借金をして、希死念慮が出てきました。話を聞くと、早く帰っても家でやることがない。仕事のグチも話したいのですが、「大変なのはあなただけではないのよ。私も子育てで大変なのよ」「あなたのグチを聞いていても、私のグチは何で聞いてくれないの」みたいな感じで言われてしまい、奥さんとコミュニケーションをとること自体を躊躇してしまいます。

そういうときにパチンコをすると何もかも忘れられるので、ついつい家に帰らずパチンコに行ってしまう。その結果、借金が膨らんでしまった方です。この方には気分を安定させる薬はあまり意味がありません。「奥さんに金銭管理をしてもらいましょう」と言うと、もっと大変なことになりそうです。

ですから、こういう方にはむしろ他人と話す機会を増やすためにGAへの参加を勧めてみます。GAというのは、ギャンブラーズ・アノニマス（Gamblers Anonymous）という、匿名でギャンブルの問題を抱えた方々が集まり、ミーティングを行っている自助グループです。アルコール依存症だとAA（アルコホーリクス・アノニマス）。覚せい剤などの薬物依存症では、NA（ナルコティクス・アノニマス）という自助グループがあります。「いろいろな人の話を聞いたり、あなた自身の思いを打ち明ける場があるから、そういうところに行って今感じていることを話してみたらどうですか」と伝えることもあります。

家に帰ってもやることがなくて、辛い時間を過ごすなら、パチンコ以外の気晴らしを見つけることも大事です。ただし、先ほど述べたように、パチンコ以外のものに関心が向きにくくなっている脳の仕組みもあるので、時間がかかると思いますが、とりあえず、昔にやりたかったことや、将来メリットがありそうなことをあれこれやってみましょうということは伝えます。とにかく、パチンコをやらずに空いた時間を別なことで埋めることが大事です。

結局、この方の場合、何が一番の問題なのでしょう。本人の暇つぶしの手段が問題なのでしょうか。家に帰ってもやることがないことが問題なのでしょうか。実は一番大事なのは、奥さんとのコミュニケーションを改善することだと思います。そうだとすると、自己主張訓練などで、言いたいことをうまく、奥さんの機嫌を損ねずに伝える方法を身につけていくスキルも必要かもしれません。その場合、奥さんにも診察に入ってもらって、二人で練習をしていただくこともあります。


ここまで、三つのパターンを示しました。わりと典型的なものと言えるかもしれません。ギャンブルにはまり、借金ができ、死にたい気持ちが出てきた方に対して、その背景を見ていくと、これだけアプローチが変わってくるのです。ですから、これらを一括して、ギャンブル障害に対する治療とは何かという答えは出せません。それぞれパターンが違いますし、今挙げた例以外にも、その都度いろいろなパターンが出てくるからです。

ギャンブル障害の方が来院したけど、どうしようというときに、ギャンブルと聞いたから躊躇してしまうところがあると思うのです。一歩踏み込んで背景を見ると、何のことはない、いつも扱っている精神疾患の治療と変わらないところも多々あります。

うつ病で、みんなとのコミュニケーションがうまくとれないということであれば、自己主張訓練を使うこともあります。パチンコに特化した問題というと、借金の返済についてどのような対策を立てるかぐらいのことで、特別なことは行っていないのです。

ギャンブル障害の診察では、自己責任に帰することはよくありませんし、ひとつの方法だけにとらわれていると、適切な治療や支援には結びつかなくなってきます。やはり、そういったことを理解していけるような仕組みや若い先生への教育などが必要になってくるのではないかと考えています。

●薬物療法は困難

診断が確定すれば治療をしなくてはなりません。これまで述べたようなさまざまな対応により解決するケースもあれば、もっと踏み込んで対応しなければならないケースもあります。

治療としては、まずは薬物療法を考えることになります。しかし、今の日本でギャンブル障害の薬物療法を行うにはかなり厳しい状況があります。まず、もともと使える薬が少ないことがあります。そのうえ、使える薬があっても日本では承認されていないということもあります。

先ほど述べたように、報酬系と関係の深いドパミンに働きかけるのが素直な発想だと思います。そのような効果を持つオピオイド受容体拮抗薬のナルトレキソンという薬は、海外では使われており、効果が出ていると言われています。オピオイド受容体拮抗薬で、精神依存を抑えられるという報告があります。多幸感や鎮痛にかかわるエンドルフィンなどのオピオイドという物質は、側坐核でのドパミン放出に関与していると考えられています。オピオイドはドパミン作動神経の活動を抑えるGABA作動神経というものの働きを抑えます。ドパミン放出のブレーキを外すのです。そこでオピオイドの効果を阻害するナルトレキソンを使用することで、ドパミンの作用が正常に戻ることになります。しかし残念ながら、日本国内での保険適応は認められていません。

そこで次に、衝動性の制御を目的としてSSRIのような抗うつ薬やバルプロ酸のような気分安定薬を使うことがあります。厳密に言うと、これも保険の適応にはなっていませんので、双極性障害やうつ病という診断の下に処方することになります。実際うつ病を合併している方は多くいらっしゃいます。

いずれにしろ、ギャンブル障害だからこの薬を使うというものはありません。しかも、ナルトレキソンにしても、その効果は薬効のないプラセボと差がないという報告もあります。ギャンブル障害そのものに対しては、薬の有効性は疑問です。ただし、背景にイライラのようなものが強くあり、それがギャンブルの引き金になるのであれば、イライラを抑えるための薬を使うことはあります。現にイライラするからギャンブルをしてしまう人に対して、私は漢方薬の抑肝散という薬を使うことで、イライラが収まり、ギャンブルが減ったという経験があります。しかし、それも、ギャンブルに特定したものではありません。イライラするという人は精神科に大勢来ます。そのイライラをコントロールしたら、結果としてギャンブルが減ったということにすぎません。

このように、ギャンブルという行為そのものを薬物療法で減らすということに関しては、日本ではかなりハードルは高いと言えます。こういったところも、精神科の診療においてギャンブル障害が嫌がられる一因になっているのかもしれません。

ニコチンの治療薬が出たことで患者さんが急増したことを先ほど述べました。これは処方すればよいので、余計なことを考える必要はありません。ギャンブル障害でも、そのような薬が出れば受診も増えるのではないかと思いますが、現時点では難しいところです。

●非薬物療法も手探り状態

それでは、薬物療法以外の精神療法のような非薬物療法はどうでしょうか？　これも手探り状態です。

認知行動療法の有効性が示唆されています[14]が、決定打とはなりにくい状況です。実際に本も出ています。海外のプログラムを翻訳したものや、あるいは日本を代表する薬物依存症の回復プログラムであるＳＭＡＲＰＰ[15]（スマープ。Serigaya Methamphetamine Relapse Prevention Program：せりがや覚せい剤依存再発防止プログラム）を参考にしてギャンブル版を作っている自治体などもあります。ギャンブル障害の主な精神療法としては、次のようなものがあります。

- 認知行動療法
- 内観療法
- 集団療法
- 自己主張訓練（アサーション・トレーニング）
- 条件反射制御法
- ソリューション・フォーカスト・アプローチ
- 催眠療法　など

　これらは単独ではなく、組み合わせることもあります。ただし、どれも決め手には欠ける状態ですし、なぜ効果があるのかということも十分突き詰められていません。ですから、有効な精神療法に関しては今後さらなる検証が求められている状況です。

　薬物療法が効かないので、精神療法を主体とするしかないのですが、日々の臨床の中でギャンブル障害の治療に特化できる時間的余裕や診察の環境がどれほどとれるかは疑問です。さらに、集団精神療法をギャンブル障害の人だけを集めて行うということも、診療報酬の観点から難しいのではないでしょうか。

　そういった意味では、言い方は悪いですが、精神科にとっては歓迎されない疾患なのではないかという印象はあります。ですから、診たくない。〝うちではちょっと〟という先生が出てきてもおかしくはありません。

　ただし、突き詰めると、先ほど述べたようにそんなに難しいことをやらなくても、回復するケースはいろいろあることも事実です。最初の段階でやれるべきことはいろいろあるのではないかというのが、私の率直な考えです。

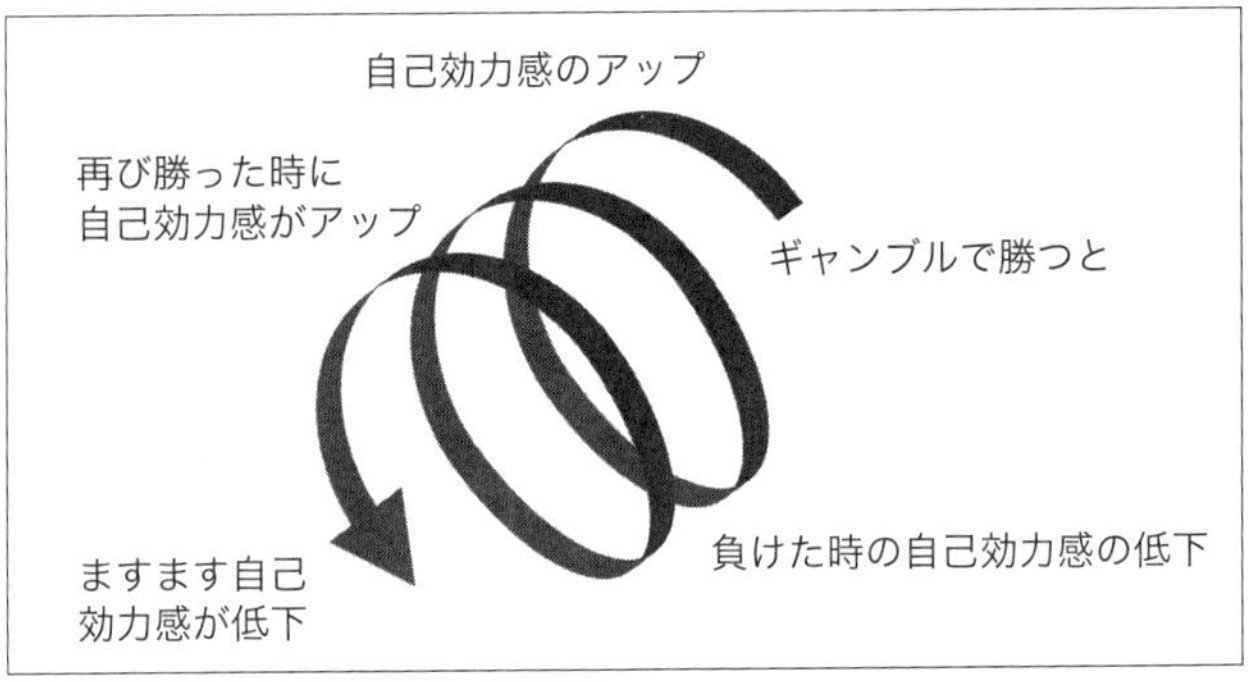

図３－３　ギャンブルのらせん階段

●ギャンブルのらせん階段と認知行動療法

なかなかとっつきにくい疾患とはいえ、まったく手が出ないかというと、そんなことはありません。たとえば、依存症全般で言われる「依存症のらせん階段」というものがあります。ここでは、「ギャンブルのらせん階段」という言い方をさせていただきます（図３－３）。

基本的に、ギャンブル障害の人は、自己肯定感、自己効力感が低い方が多いと言えます。パチンコなら、ギャンブルで勝つと、自己効力感がアップします。「自分の選んだこの台は間違っていなかった」「そろそろ出るのではないかという、自分の見込みが正しかった」。あるいは競馬なら、「自分は完璧な予想を行って、万馬券を当てたではないか」と感じる。そうすると、自己効力感は上がります。「オレって、やっぱりギャンブルの才能があるな」「オレってすごいよ」といった考えになってしまうのです。

ところが、そういう効力感はすぐ下がってしまいます。さらに、負けるともっと下がってしまいます。それを戻すためにまたギャンブルをしてしまう。勝てばまた上がるのですが、全体としてはどんどん下がってしまいます。負ければ負けるほど当然落ちるし、たまたま勝つことがあっても、スタート地点からみると、随分下がってしまっていることになります。

ですから、こういったギャンブルのらせん階段に着目し、少しでも自己効力感を高めてあげるような精神療法のアプローチは有効であると思います。

認知行動療法はどんな点がよいかというと、基本的に本人の自己効力感を下げるような会話はしないことです。協同的経験主義といった考え方で、クライアントとセラピストが一緒に何かをやっていくというスタンスです。セラピストがクライアントに対して上から目線であれこれと押し付けるのは、認知行動療法では誤ったやり方になります。ですから、一緒に何かをやっていく中で、この人は信頼できる、あるいは信頼されているという感覚が出てくるということは確かにあると思います。

また、認知行動療法では、頻繁にフィードバックを求めます。認知行動療法を行ううえではそれも大事な作業です。依存症の方は対人関係で悩まれている方が多いので、一方的に言われっぱなしで終わるのと、「どうですか？　わかってもらえました？　わからないことがあったら何でも聞いてくださいね」と言われるのとではだいぶ違うと思います。

そういった点でも、認知行動療法で効果が出るというのは頷けるところです。ただし、間違ったやり方をしなければということはあります。本だけを読んで、誤った認知行動療法を行っている方がいるのも事実です。きちんとトレーニングを受けて、認知行動療法を行うのであればそれなりの有効性はあると思います。

ですから、カウンセリングの本流ともいえるロジャース流の来談者中心療法みたいなものでもよいと思うのです。それも自己効力感を下げるようなアプローチではないからです。むしろ、無茶苦茶な行動療法やある意味説教療法になってしまうよりはよほどよいのではないかと思います。

こういうったところに着目すると、精神療法も有効な部分はたくさんあります。ただし、それに関してもまだまだ研究していかなくてはいけないところだと思います。

●認知行動療法は背外側前頭前野の機能を高める？

第2章の脳の話の中で、「側坐核」と「前頭前野」が大事だという話をしました。側坐核の活動性が高い人でも、正直な人はむしろ背外側前頭前野の活動が活発だったという実験の結果がありました。

その背外側前頭前野の機能を認知行動療法は高めるというデータが出ています[16]。うつ病患者に対して16週間の認知行動療法を施行し、その前後でｆＭＲＩによる脳の活動を測定したものです。数個の数字を記憶し、並べ替えられた数字の中から特定の数字を見つけ出すという課題が行われました。認知行動療法を行うことで、課題遂行中の背外側前頭前野の活動が有意に上昇し、健常者と同等の水準に変化したというのです。認知行動療法が背外側前頭前野の機能を高める可能性が示唆されたわけです。

認知行動療法を依存症、嗜癖障害の人に行うメリットとして、背外側前頭前野の機能を高めることによって、側坐核の影響をある程度、脳のレベルでもコントロールできる可能性があるということなのです。もちろん、認知行動療法自体のもっと違う作用もあると思います。脳という観点から見ると、実はこういったメリットもあるかもしれないということです。

●典型的な負けず嫌い思考

新潟大学に神村栄一先生という認知行動療法を専門とされる先生がいます。神村先生は「典型的な負けず嫌い思考」ということで、ギャンブルにはまっている方では、以下のような思考の癖があると言っています。

●どうも、あいつはあの店で稼いだらしい
……（人と比較してしまう）
●流れからすると、そろそろ当たるはずだ
……（だからこの台でもう少し頑張る）
●確実に稼ぐコツをつかんだから、試さないと損だ
……（必勝法があるのでやらないと損だと思ってしまう）
●ここで止めたら、損をするだけだ
……（ここまで負けているのだから勝つまでやらないともったいない）

こういった思考が出てきてしまうのですが、脳がそうさせてしまうのですから仕方がありません。大事なのは、まずは〝それは脳が作った言い訳である〟と認識してもらうことです。そして、それは非適応的な自動思考ですから、これを機能的自動思考に変えていくための認知再構成を行っていきます。認知行動療法の認知的な部分がこういったところに効いてきます。

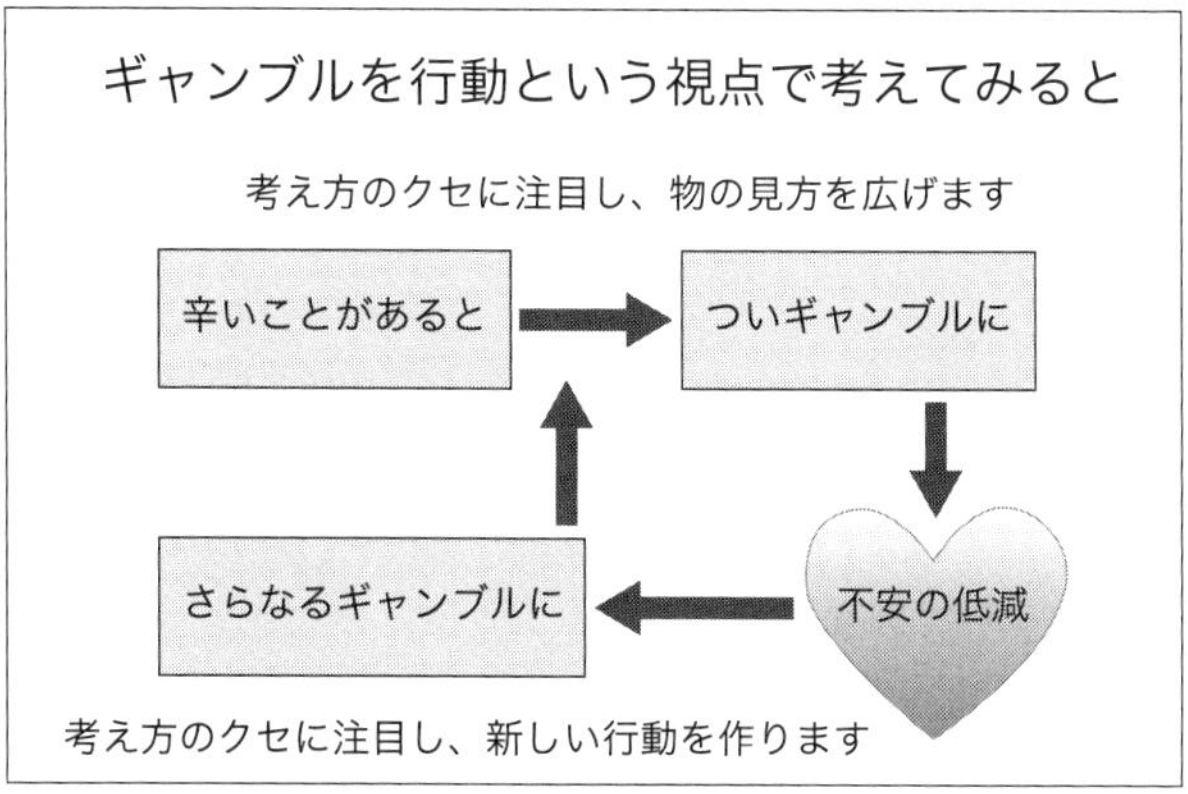

図３-４　認知行動療法

●ギャンブルを行動という視点で考えてみると

辛いことがあると、ついギャンブルをしてしまいます。そうすると不安が減ります。不安が減るからさらなるギャンブルへということで、悪循環が起こります。

考え方のクセに注目して、考え方の幅を広げるというのが認知行動療法の方法論です。それに加えて、行動の癖に注目して新しい行動を作るという二本立てで治療を行います（図３-４）。

私が行っているのは行動に注目したやり方です。広い意味では認知行動療法になりますが、あまり認知を扱っていないと自覚していますので、むしろ行動療法的なアプローチというほうが正しいかもしれません。この行動へのアプローチに関しては、次の第4章で詳しく取り上げることにします。

第4章 行動という視点から見たギャンブル障害

●では、やってみましょう！

ここからは、私が普段から実践している行動分析学や行動経済学についての話になります。ギャンブルから外れるような話も出てきますが、ご容赦ください。

それでは始めましょう。まず、梅干しが口の中に入っていると想像してください。梅干しではなく、レモンでも構いません。実際に入れても構いません。

どうですか？
ちょっと口の中が唾液でじわっとしてきたのではないでしょうか。

●レスポンデント行動

これを、私たちはレスポンデント行動と呼んでいます。まず、原因となる刺激が出現します。この場合、口の中に梅干しが入るということです。そうすると、それに応じて唾液が出る。この行動が誘発されるということです。

原因となる刺激は、口の中の梅干しのように生得的に唾液を誘発するものもあれば、梅干しのイメージのように、学習によって獲得されたものもあります。梅干しの味とイメージが結びつくということです。

有名なパブロフの犬の実験があります。普通、犬にブザーの音を聞かせても唾液は出ません。しかし、肉片を見せると唾液が出ます。そこで、ブザーと肉片を同時に見せていると、ブザーの音だけでも唾液が出るようになるというものです。これとまったく一緒です。梅干しというイメージと梅干しの実際の味を学習しているから、唾液が出るという反応が起こるのです。

要するに、先行する刺激があって、それによって行動が誘発されてしまうということが大事

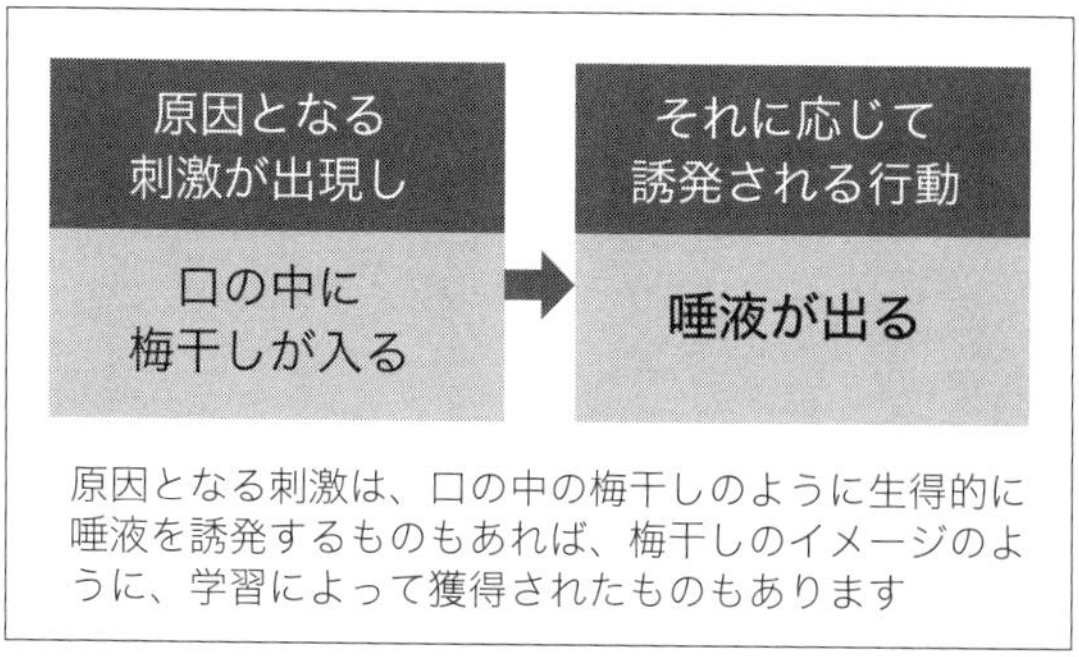
原因となる
刺激が出現し
口の中に
梅干しが入る
それに応じて
誘発される行動
唾液が出る
原因となる刺激は、口の中の梅干しのように生得的に唾液を誘発するものもあれば、梅干しのイメージのように、学習によって獲得されたものもあります

図４－１　レスポンデント行動

で、それをレスポンデント行動と呼びます（図４－１）。

　では、部屋の電気を消すか、あるいは消えている場合はつけてください。ここでは、電気のスイッチを切る、入れるということと、その後の結果が大事になります。

　先ほどは梅干しをイメージし、それで唾液が出ました。ところが、電気のスイッチを切る、あるいは入れるというのは、スイッチを入れたことによって電気がつく、切ることで電気が消えるという結果です。その結果によって、スイッチを入れる、切るという行動が強まっていく。これをオペラント行動と呼びます。

●オペラント行動

　オペラント行動の原因は、行動の後ろにあります。レスポンデント行動の原因は行動の前にあります。電気のスイッチを押すことによって、部屋が明るくなることを学習

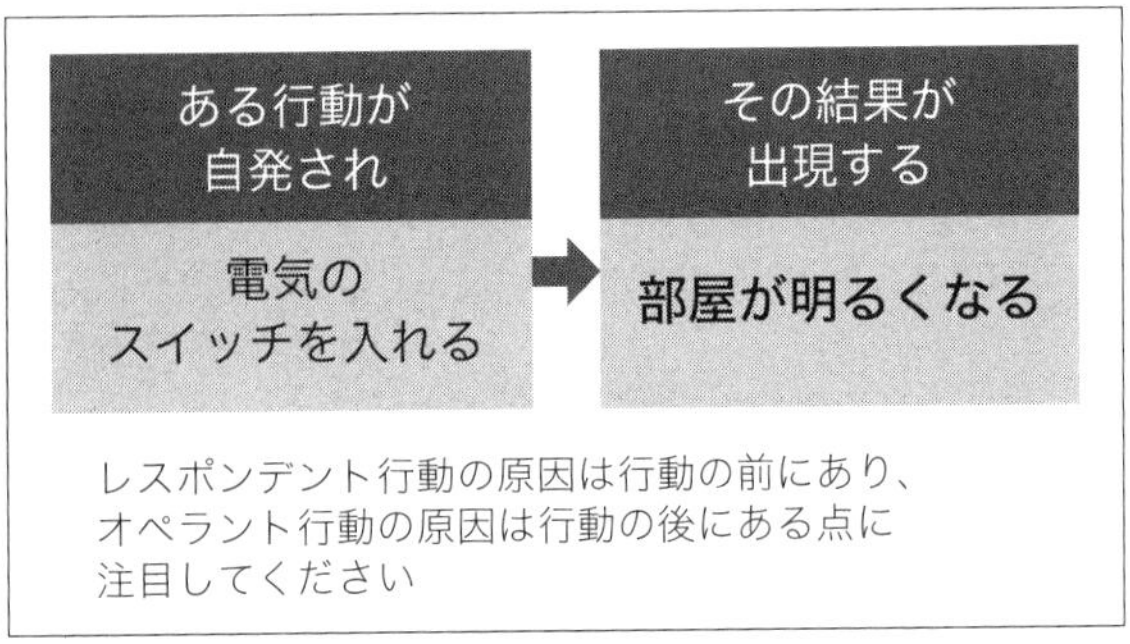
ある行動が
自発され
電気の
スイッチを入れる
その結果が
出現する
部屋が明るくなる
レスポンデント行動の原因は行動の前にあり、
オペラント行動の原因は行動の後にある点に
注目してください

図４－２　オペラント行動

しているからスイッチを押すわけです。スイッチがあると必ず押したくなるわけではありません。部屋が明るくなるというメリット、結果があるから押す。それは学習しているから行うということです（図４－２）。

ギャンブルを考える場合、このオペラント行動が中核的な考え方になってきます。行動とその結果によって、行動が維持されて強められている。そこを理解していただきたいと思います。

●スキナー箱

オペラント行動は、もともとアメリカの心理学者のスキナーが提唱した考えです。そのために、彼はスキナー箱という実験装置を開発しました（図４－３）。ネズミを実験に使って、レバーを押すとエサが出るようにしたものです。ネズミにとってはレバーを押すという行動は、もともとは

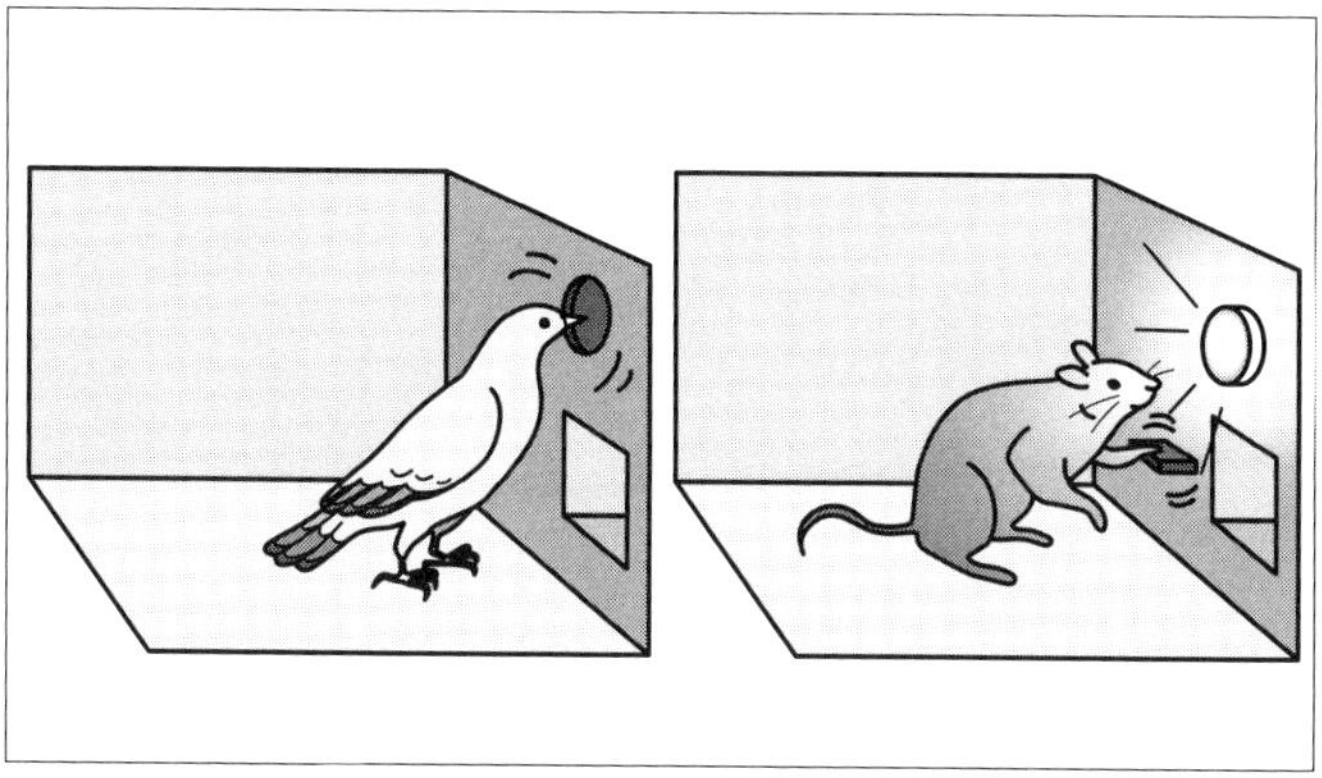

図4-3　スキナー箱

どうでもよいことです。単なる探査行動の一つかもしれません。しかし、ネズミはレバーを押すとエサが出るという事象を学習したために、レバーを押してエサを得るという行動を続けるようになります。これは、レバーを押したその結果が大事なのです。ネズミにとっては、レバーは必ず押したくなるものではありません。

ハトでも同じです。丸いキーがあって、そこを突つくと窓からエサが出てくるようになっている装置を用いると、ハトはエサを得るためにキーを突つくという行動が維持されます。

これは動物だけではなくて、われわれ人間にも当てはまる行動の基本原理なのです。

●四つの基本となる行動随伴性

オペラント行動とその直後の状況の変化との関係を「行動随伴性」と呼びます。〝ある状況のもとで〟とは弁別刺激という表現を使いますが、それを含めて三項随伴性とか行動随伴性と言います。

基本的には、四つのパターンがあります。

- 行動の結果、よいことが起これぱその行動は強められます
- 行動の結果、よいことがなくなれば、その行動は弱められ、弱化します
- 行動の結果、嫌なことが出てきたら、その行動は弱められます
- 行動の結果、嫌なものが消えるのであれば、その行動は強められます

この四つが基本です。簡単に言えば、メリットのあることは強められるし、デメリットのある行動は弱くなっていくという、それだけのことです。

ここで面白いのは、レバーを押すと毎回エサが出るようなエサの出し方と、たまにエサが出

る出し方の場合、どちらがその行動が維持されるかということです。維持されるかどうかは、エサを出さなくなって、どれほどその行動が続けられるかという指標でわかります。毎回レバーを押してエサをもらっていたネズミに、突然エサを出さなくすると、レバー押しの行動は比較的早くやらなくなります。しかし、10回に1回とか、20回に1回の間隔でエサが出ているネズミでは、エサが出なくなってからもレバー押しを続けます。「連続強化」と「間欠強化（部分強化）」という考え方です。

これが、行動が強められる際の大事な肝の部分です。ギャンブルは毎回当たりません。たまに当たります。だから、やめられないのです。毎回当たるのなら、ギャンブルではなくなってしまいます。やった分だけ報酬があれば、ただの労働です。たまに何らかの結果が伴う、強化される事象が続く。その基本的な部分だけで、ギャンブルにはやめにくくなる仕組みがあるということなのです。

図4-4で、概念の整理をします。

●好《こう》子《し》

心理学を勉強された方は、強化子という表現を使われている方が多いと思います。

	出 現	消 失
好 子	**強 化**	弱 化
嫌 子	弱 化	**強 化**

毎回好子を提示する強化よりも、時々強化する方が行動が維持される

図4-4　4つの基本となる行動随伴性

Reinforcerの訳です。

行動の直後に出現すると、その行動の将来の生起頻度を上げる刺激、出来事、条件です。逆に言うと、出してみないとわからないということです。あらかじめ予測はできません。

● 嫌《けん》子《し》

一方、嫌子とは、その行動の直後に消失すると、この行動の将来の生起頻度を上げる刺激、出来事、条件です。罰子、嫌悪刺激、罰刺激とも言います。罰と言うと、行動を減らす手続きを指しますので、厳密に言うと罰を与えるという表現は、行動分析からすると適切な表現ではありません。Aversive conditionの訳です。昔は英語ではPunisherと呼ばれていたこともありましたが、罰というイメージが用語としてよろしくないということで、今はあまり見かけなくなりました。

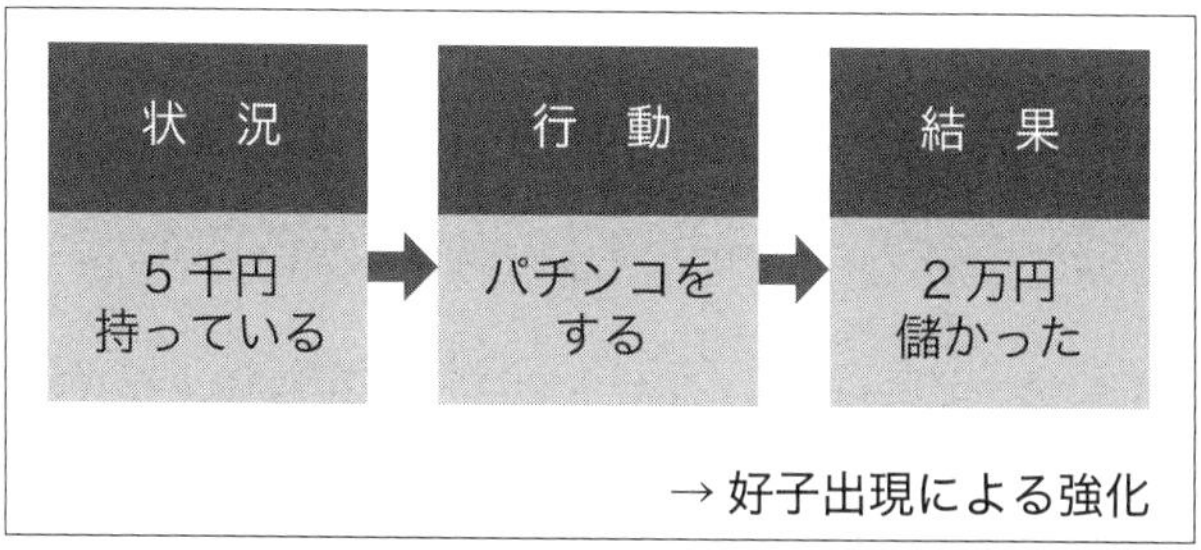

図4-5　行動随伴性（好子出現による強化）

●ギャンブルにおける行動随伴性

それでは、好子や嫌子などによる行動随伴性が、実際のパチンコ、ギャンブルにどのように関わっているのでしょうか？たとえば、5千円を持っている状況で、パチンコをしたとします。結果として2万円儲かりました。本人にとってお金は好子です。すると、2万円儲かったことによって、この人が将来パチンコをやる可能性は高くなります。それは、行動の結果、好子が出現したからということになります（図4-5）。

ただし、ギャンブルについて考えるとき、こうした観点だけで物事を進めてしまうことには注意が必要です。すべてのギャンブラーがこの状況でギャンブルを続けているかというと、そうではありません。お金を好子として考えればこうなるということで、あくまで一例として示しました。

●回避・逃避としての依存症・嗜癖障害

確かに最初はお金目当てでやる方が多いと思います。儲かるから楽しい。負けても楽しい。楽しいという結果が得られれば、それが好子による強化ですから、ギャンブルという行動の頻度が上がります。

しかし、多くの依存症患者、病的ギャンブラーは、「始めは楽しかったが、最後は苦しみから逃れるためにやっていた」と語ります。よいものを得るためにやっていたはずなのに、いつの間にか嫌なものから逃げるために、嗜癖の対象あるいは薬物といったものが使われ始めていく。そうしたことを「自己治療仮説」として、エドワード・J・カンツィアンらが提唱しています[17]。これは、先ほど示した概念を使うと、好子出現の強化だったものが、いつの間にか嫌子消失の強化に変わってくるということです。どちらにしてもメリットはあります。

このシフトがなぜ起こるのかというのは、私自身も注目をしていますが、まだよくわかりません。

行動随伴性で言えば、苦しい状況があって、パチンコをすると苦しさは消えてしまいます。嫌なものが消えるから、パチンコをするという行動が強められてしまうことになるわけです。嫌子

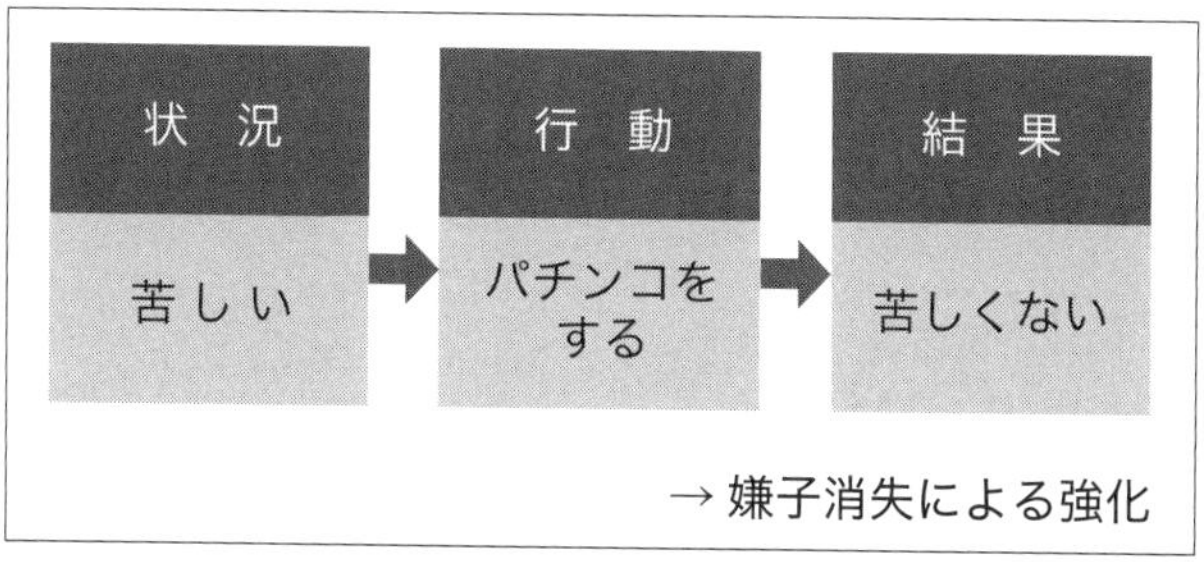

図４-６　行動随伴性（嫌子消失による強化）

消失による強化です（図４-６）。

パチンコ、ギャンブルなどの行動とその結果は、人によってさまざまです。同じ苦しいでも、先ほど示したように、妻との会話がうまくいかなくて苦しいということもあれば、借金の返済期限が迫って苦しいということもあります。逆に、いまだに好子出現による強化で続いている人もいるかもしれません。

ですから、行動随伴性というものを個人個人できちんとアセスメントしていかないと、行動へのアプローチは難しいのです。何が好子か、何が嫌子かは、人それぞれです。思い込みは禁物です。

たとえば、すごくグロテスクな虫がいるとします。普通はそんな気持ち悪い虫は誰でも嫌だと思うかもしれませんが、そういう虫がとても好きだという人もいるわけです。ヘビは嫌だと拒絶反応を示す人もいれば、ヘビってかわいいよねという人もいます。人によって違います。

治療をする側の先入観は禁物で、その人にとって何が好子か嫌子か。それがギャンブルという行動の中でどのように機能しているのかを詳しく調べて、ギャンブルという行動の減少につなげるのが、私が普段行っているギャンブル障害の方へのアプローチです。

●行動的異常？

そもそも間欠強化された行動は消去しにくいということがあります。消去というのは、強化しなくなった後に、どれほど行動が維持されるか。あるいは行動がもともとの出現頻度に下がるかという手続きのことです。時々強化された行動は続けてしまうということがあります。

制御幻想というものもあります。自分はそのギャンブルをコントロールできるという幻想を抱きやすいのです。ジンクスなどもそうです。たとえば、台の番号にこだわりがあって、全部足すと9の番号がよいと思い込む。そういったものも出やすくなります。

制御幻想に似たような行動は、動物でもみられます。レバーを押したらエサが出る、あるいはハトが窓を突ついたらエサが出るというのではなく、ランダムにエサが出るような状況を設定します。それは、被検体の行動とまったく関係はありません。適当な間隔でエサが出ているにもかかわらず、その中の生き物はある特定の行動だけを強めるようになってきます。これを迷信行動と言います。

たとえば、あるハトはケージの中をぐるぐる回って、エサが出ると飛びついて、エサが引っ込むとまたグルグル回り出します。あるいは首を伸ばして羽をバタバタさせるということを繰り返します。それはエサの提示とはまったく関係のないことです。しかし、その行動がなぜか強められてしまうのです。そういったことが動物にもあり、それが制御幻想とも関係があるのではないかと考えられています。

たまたま何かをして当たったことで、行動随伴性とは関係がないのに、その行動だけ強められてしまう。なおかつ、その迷信行動が間欠強化されているわけですから、やめにくくなってしまいます。

たとえば、パチンコでリーチがかかった。ドンと台を叩いたらたまたま7が揃った。そうすると、ドンと叩く行動をリーチのたびに続けることになります。ドンと叩いても大体外れます。しかし、時々当たるのです。そうすると、まさにそれが間欠強化で、ドンと叩く迷信行動自体が強化されて、なかなかやめにくくなってしまうのです。

そのときに、これはおまじないの効果があるから当たる、という言い訳を作ってしまいます。行動分析学の視点で見ると、そういったことがわかります。

●ニアミス効果

ちなみに、リーチがかかっただけでも当たりに近い効果が得られることもわかっています。ニアミス効果といわれるものです。

スロットを使った研究[18]ですが、当たった後に次のスロットを始めるまでに行動の休止期間が出現します。強化後休止期間（Post-reinforcement pause）と言います。このちょっとした休止が、大当たりだけではなく、リーチのときも出るということがわかっています。

先ほど脳の報酬系の効果の話をしたときに、当たるかもしれないという期待がむしろ興奮を引きおこすとお伝えしました。リーチはまさにそれで、もしかすると当たるかもしれないという興奮がより強くなります。だからこそ、リーチでもかなりの強化力が出てくるのは当然と言えば当然だと思います。こういったものが今のギャンブル、特にパチンコではかなり起こりやすいのです。

しかし、ではどういう条件があると病的になるのか。あるいは普通の人が病的なギャンブルにならないのはどこが境目なのかはよくわかっていません。ですから、正常なギャンブルの研究も同時に必要かもしれません。

行動という視点を持つと、異常なギャンブルと正常なギャンブルというのは、実はよくわからなくなります。ただし、その人を問題のある人として扱わなくて済むというメリットはあります。行動の随伴性により、その行動が維持されているだけのことであって、あなたが病気でギャンブルにのめり込んでいるから、あなたの問題だといった説明をせずに済むのです。

●行動学的な病理

依存症の強さを行動薬理学的に見るとき、サルのレバー押しを指標にすることがあります[19]。サルがレバーを押して、ある一定期間、一定回数レバーを押すと、薬物が注射されるという仕組みを作ります。そうすると、生理食塩水に関してはまったく欲しがりません。サルはレバーを押しません。ところがニコチンだと、大体2千回くらいまではレバーを押し続け、ニコチンの注射を求めます。

ところが、コカインになると、1万回を超えます。普通のレバー押しならとっくに消去しているレベルです。しかし、ヘロインやコカインの場合は、1万回押すことになってもその一回の注射のためにレバーを押し続けるのです。それだけ、強化力が強い、依存度が高い薬物であるということです。

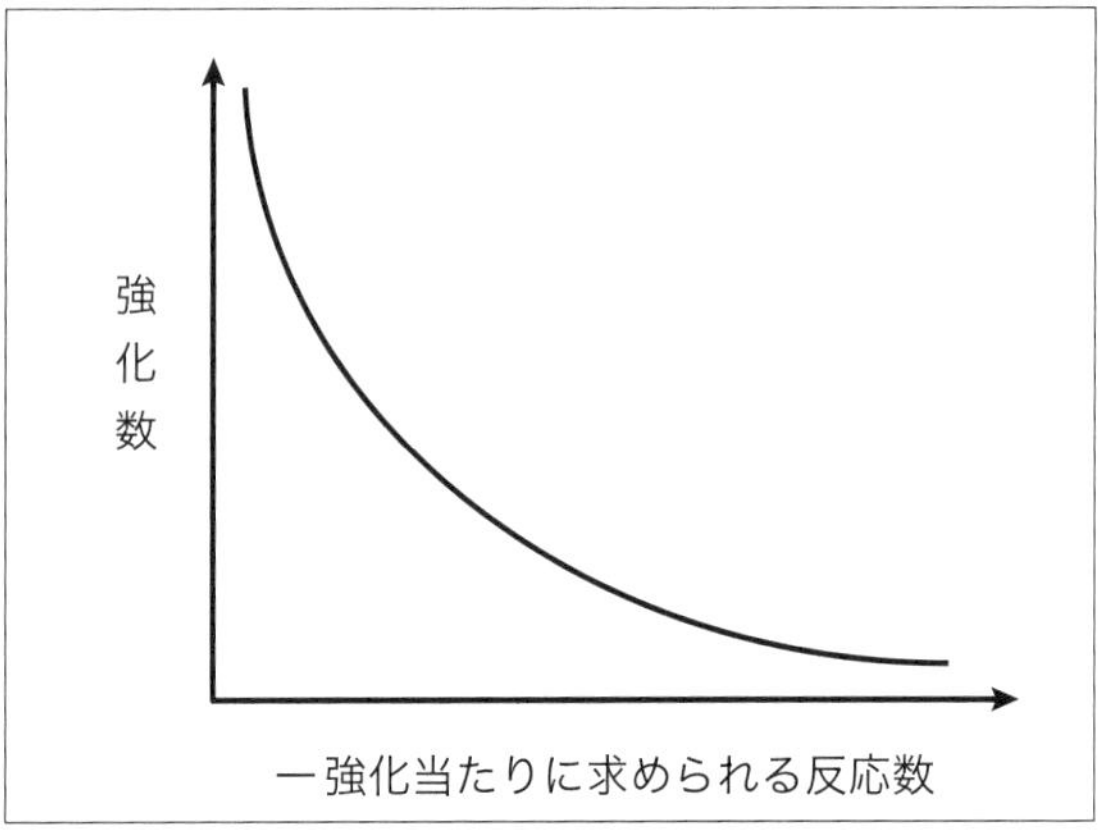

図４-７　行動と強化の関係

依存性を考えれば、サルは生理食塩水の注射を苦労して手に入れようとは思いません。たばこより、覚せい剤のほうが依存度は強いですし、ヘロイン・コカインはさらに強いです。

人間に置き換えても、こういった動物から得られるデータは、わりと正確に脳の働きを反映している部分があります。

行動と強化の関係を考えたときに、図４-７のような曲線があります。横軸が一強化当たりに求められる反応数、つまり何回レバーを押さなければならないかです。縦軸が強化数で、どのくらい好子を得ることができたかです。求められる反応数が高いものほど、強化数は減ってきます。

この曲線を考え直すと、次のように置き換えることもできます。ミクロ経済学でよく使われる価格と消費量の曲線です（図４-８）。強化される

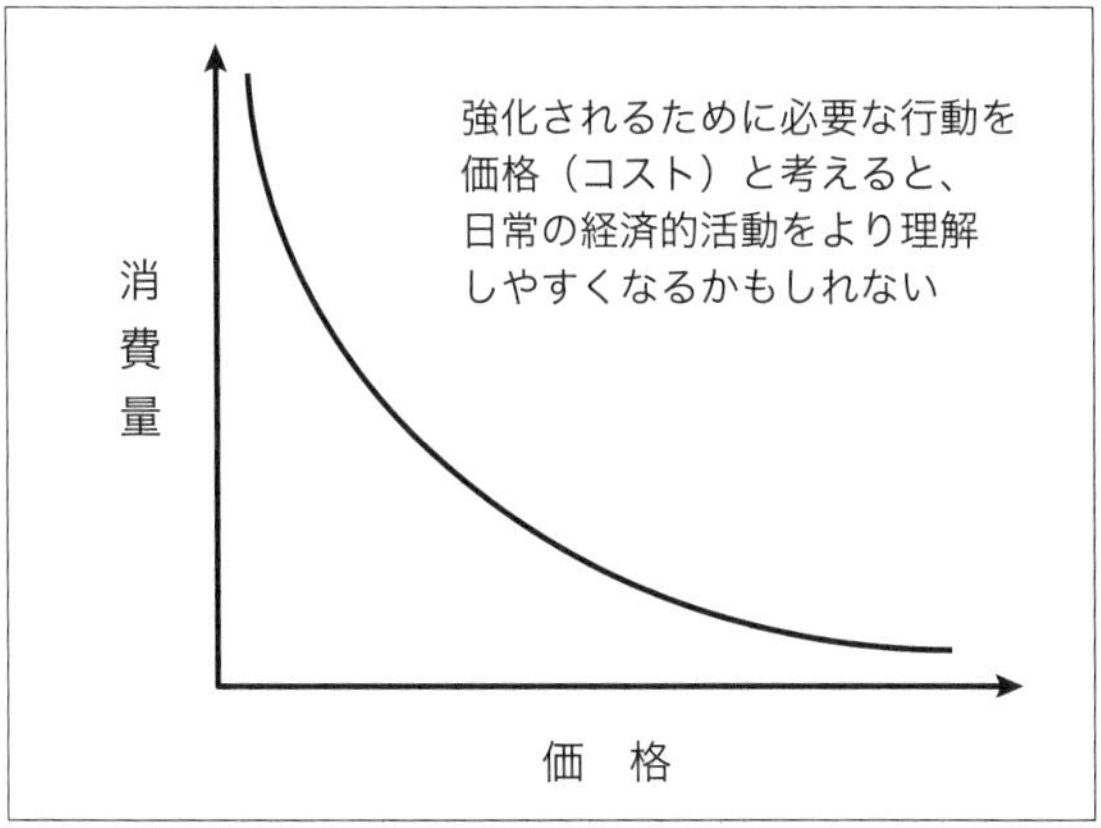
強化されるために必要な行動を
価格（コスト）と考えると、
日常の経済的活動をより理解
しやすくなるかもしれない
消費量
価格

図４-８　価格と消費量の関係

ために必要な行動を価格（コスト）と考えると、求められる反応数が高い好子は、得られる数も少なくなります。つまり、価格の高いものは消費量が少ないということになります。行動の基本的な法則と日常の経済的活動を結びつけると、ヒトのさまざまな行動がより理解しやすくなるかもしれません。

これは行動分析寄りの行動経済学の考え方から発展しているものです。行動経済学とは、心理学的に観察された事象を経済学のモデルに当てはめようとする学問です。２００２年にノーベル経済学賞を受賞したダニエル・カーネマンが、エイモス・トベルスキーとともに研究していたのが行動経済学です。

たとえば、ネズミのレバー押しも行動経済学の視点でとらえると、ニコチンは２千回で買えますが、千回なら買えません。コカインは一注射で1万回というコストをかければ手に入ります。その行動そのものをコストと考えると、新たな視界が開けてくるのです。

●行動コスト

コストは、金銭だけではありません。時間や労働などもコストと考えます。依存症や嗜癖障害では、さらに嘘、借金、盗み、法的・社会的制裁を受けることも行動コストと考えることができます。嘘をつくというコストをかけてまでも、ギャンブルという行動を選択するということです。嘘をつくというコストをかけたくないからギャンブルをしない。これが普通の感覚かもしれません。

借金をしてでもギャンブルを選択する、借金というコストをかけてでも、その行動を選択するかどうか、盗みというコストをかけてでもこの行動を選択するかどうかと考えると、ギャンブルという行動の見方が広がってきます。対象へのアクセスのしやすさも行動コストで考えます。

わかりにくいかもしれませんので、例を出します。

- 現金千円をその場でもらえる
- 千円に換金できる券をもらえる

どちらを選びますか？　多くの方は現金千円をその場でもらえるほうを選ぶと思います。どちらにしろ、千円の現金は手に入るわけですが、現金をその場でもらったほうが千円を得るための行動のコストが低いからです。

●行動コストで日本のギャンブルを説明

このように、行動のコストという概念を取り入れると、ギャンブルの見方が広がり、対策を立てやすくなることがあります。

先ほど紹介した通り、日本では病的賭博を疑われる人の数は536万人ともいわれています。これは実際よりもかなり高い数である可能性がありますが、欧米諸国よりも高い数字であることは間違いありません。

日本のギャンブラーの約8割にパチンコ・パチスロの問題があると言われています[20]。日本ではパチンコ屋は身近にあり、フリーアクセスが可能です。すべての駅とは言いませんが、駅前へ行くと大体パチンコ屋があります。

このように、パチンコやパチスロに対するアクセスを考えたときに、非常に行動コストが低いものと考えられます。なおかつ、今は昔のパチンコのように玉を一個ずつ入れて弾くことはなく、レバーを握っているだけです。玉を入れる必要もありません。非常に行動コストが低いギャンブルです。

競馬の場合は、馬券を買いに行く必要がありますし、レース結果が出るまで一定の時間がかかります。パチンコに比べると、行動コストが高いのです。競馬の馬券売り場に比べ、パチンコは圧倒的にアクセスしやすいですし、パチンコそのものも非常に行動コストが低いものです。

このように、ギャンブルでは行動コストが大事な概念になります。ギャンブル障害の治療をするときに、パチンコに対して行動コストを高めてあげることをすると、ギャンブルへ行く頻度が減ることがあります。

たとえば、パチンコに行きたくなったら、部屋の掃除をしてからパチンコに行きましょうという取り決めをします。もちろん、取り決めを破る人もいますが、取り決めを守る人はきちんと掃除をしてパチンコに行こうとします。当然、掃除をすることで行動コストが上がるわけです。それだけでパチンコをする頻度が減るということが経験上あります。

さらに言うと、フリーアクセスという問題があれば、一駅手前で降りて、そのパチンコ店がないところを通って家に帰っていただくだけで、パチンコへ行く頻度が減ることもあります。行動コストの見方を取り入れることで、パチンコという行動がわかりやすくなったり、対処しやすくなるというメリットがあるのです。もちろん、行動コストだけですべてを語れるわけではないですし、今のようなやり方がうまくいかない例もたくさんあります。

たとえば、イギリスにはブックメーカーという賭け屋があります。賭けの対象はスポーツをはじめ、アメリカの大統領選挙やアカデミー賞の授賞者、イギリスの王子の名前などさまざまです。インターネットでも気軽に参加できます。こんなフリーアクセスなものがいたるところにあるイギリスの人たちは、ギャンブルの罹患率が高いのでしょうか？　そんなことはありません。

ですから、行動コストだけですべてを説明することはできません。もちろん、今述べたようにある部分では説明できますし、それらを応用して治療に役立てることもできます。

●代替財という考え

行動そのものをコストと考えるといっても、あまり感覚としてピンとこないかもしれません。行動ではなく、お金と考える次のような例があります。

麻薬であるヘロインと抗不安薬であるジアゼパムの購入量を比較した研究(21)です。ヘロインの価格が上昇すると、当然ヘロインの購入量は減少します。価格が上がれば消費量が減るという経済の原則そのものです。その一方で、ジアゼパムの購入量が増えるという結果が出ました。これはなぜかというと、ヘロインの代わりにジアゼパムを買う人が増えたからなのです。ジアゼパムがヘロインの代わりとなるわけです。経済学で言うと「代替財」、代わりとなり得る財ということです。

ジアゼパムの価格が上昇すれば、やはり同じようにジアゼパムの購入量が減少します。しかし、その一方でヘロインの購入量は変化しませんでした。考えてみれば当たり前のことです。ヘロインのほうが、ジアゼパムより依存性が強力な薬物ですから、ジアゼパムが高くなっても、ヘロインの値段が変わらなければ、ヘロインの購入量は変わりません。こういった場合は、ヘロインはジアゼパムからは独立した財、「独立財」と考えます。

ヘロインの価格の変動によって、ジアゼパムの消費が変わるというのは、ヘロインの代替となり得るからです。ジアゼパムの値段が変動しても、ヘロインの消費が変わらないのは、ヘロインはジアゼパムからは独立しているからです。

これがなぜ大事かというと、こちらがよかれと思って、ギャンブルに代わる何かを提案して、その活動なり、行動が増えてきたとしましょう。ところが「補完財」といって、自動車に対するガソリンのように片方の消費が上がると一緒に片方の消費が増えてしまう財もあります。その場合、その行動を増やすために、ギャンブルも増えてしまうということも起こり得るわけです。例えば、ギャンブルの代わりに散歩をすることにしましょう。ところが、散歩のコースにパチンコ店があった場合、散歩に出てはパチンコをしてしまうということが起こりかねません。もちろん、独立財もダメです。ギャンブル以外の活動が増えても、そのギャンブルの活動が変わらなかったら、まったく意味がないわけです。

私たちとしては、ギャンブルの活動が減ることによって、代替の行動が増えるのが望ましいのです。

ちなみに、これは依存症の研究ではありませんが、たばことアルコールとパチンコの行動経済学的な関係を調べた報告があります。パチンコと相関があるものはたばこで、アルコールはむしろ逆相関を示すという結果があります。欧米のデータを見ると、アルコールの問題とギャンブルの問題は合併しやすいというデータがあります[22]。確かに日本では、ギャンブル障害の方で、アルコールの問題を抱えている方は少ないと言えます。

それは、パチンコ店に昼間行くとわかります。酔っぱらって、酒を飲みながらパチンコをしている人はあまりいません。逆にアルコール依存症の方は、家でひたすらアルコールを飲んでいて、「パチンコに行く暇があったら、酒を飲んでいるよ」という方が多いようです。

確かにこういったデータは大事で、パチンコとアルコールなどのクロスアディクション（多重嗜癖）を考えたときに、行動経済学的な研究は、いろいろなものを予測するうえで役立ちます。

さて、次からが、この章の肝となる部分になります。

●では、最初の質問に戻りましょう！

あなたに、私の本を手にとっていただいたお礼として10万円を用意いたしました（あくまで仮の話ですよ）。さて、

- 10年後に、10万円もらう
- 今日、10万円もらう

あなたは、どちらを選びますか？　10年後に10万円もらうより、今日10万円もらうほうが絶対うれしいですよね。では、

- 10年後の10万円と、今日9万円もらうのではどちらを選びますか？

- では、今日8万円では？
- じゃあ、今日3万円では？
- いくらなら、今日もらってもよいと思えますか？

講演でこの話をすると、このあたりで意見が分かれてきます。10年後どうなっているかわからないから、今日3万円もらうという人もいれば、3万円なら10年待つよという人もいます。こういったことを、治療に応用することがあります。臨床の場面で、ご夫婦で「私は5万円かな」「俺は3万円」といった感じで、わりとノッてきてくれます。

●質問です

もう一つ例を挙げます。私の講演を聴いていただいたお礼として、

- 1年後にリンゴ1個差し上げます
- もしくは、1年と1日後にリンゴ2個差し上げます

どちらを選びますか？　多くの方は1年と1日後の2個を選びます。
それでは、次の例ではどうでしょうか？

- では、今日1個差し上げます
- でも、明日なら2個差し上げます

今度はどちらを選びますか？　これは結構分かれるところで、今日1個もらうよという人が増えてきます。遅れる期間はどちらも1日しかありません。1日遅れてリンゴが1個か2個になるのですが、最初の質問の1年間というところがポイントです。1年の間に、1日分の価値がずいぶん変わってしまうということなのです。

このように時間と物事の価値との関係は、思った以上に変わりやすくなります。あまり今まで意識されたことがないと思いますが、ここに注目すると、ギャンブルを含めた依存症の世界は、ガラッと見方が変わってくるのです。

それをこれから示したいと思います。

●遅延報酬割引

このように時間が経つことによって物事の価値が下がるという現象を、専門用語で「遅延価値割引」とか「遅延報酬割引」と言います。Delayed Discountingという表現を使うこともあります。

たとえば、短期的利益が快楽だとします。アルコールの摂取とかあるいはギャンブルでも構いません。目先に快楽があり、それをやらないことによる長期的利益として健康的な生活があります。この場合、依存症や嗜癖障害を持っている方は、目先の快楽、目先のメリットに飛びつきやすくなって、将来の大事なものの価値は差し引かれます。

これを典型的に表しているのが、アルコール依存症の世界で言われる「負の強化への抵抗」です。これは、負の強化と罰とが混同してしまっている表現で、正確には「嫌子出現による弱化への抵抗」となるかもしれません。将来起こり得るいろいろな悪いことがわかっているのに、物事の価値が差し引かれ、目先の飲酒をすることの価値が高くなってしまい、アルコールを飲み続けるということです。ちなみに、薬物常用者の価値割引率は高いと言われています。

●ギャンブル障害でも将来の報酬の価値が低く見積もられてしまう

これを実際のギャンブル障害の人たちに当てはめると、図4-9のようになります。上のほうの●は健常者、下のほうの○が病的ギャンブラーです。520週、大体10年間の期間をとっています。お金としては千ドル、大体10万円くらいです。この表の見方は、10年後に千ドルもらうとしたら、今日いくらだったらそちらを選ぶかということだと思ってください。

健常者の方々は、大体600ドルくらい。10年後千ドルだったら、今日600ドルならもらうけど、今日500ドルだったら10年待って千ドルもらう。一方、病的ギャンブラーの方々は、10年後千ドルだったら、100ドルでも構わないから今日欲しいとなるのです。

10年後にもらえる千ドルのお金の価値と対等なのが、今日の100ドル。健常者の方は、10年後の千ドルと対等なのは、今日の600ドルです。10年分の価値は400ドルの差し引きですが、病的ギャンブラーの方たちは900ドル差し引かれてしまうということです。それくらい将来もらえるものの価値が現時点で下がってしまうと考えるわけです。

逆に言うと、病的ギャンブラーや依存症の人は、目先の低い価値に関して飛びつきやすくなってしまう行動パターンができているということです。こういった実験をして評価するのが行動

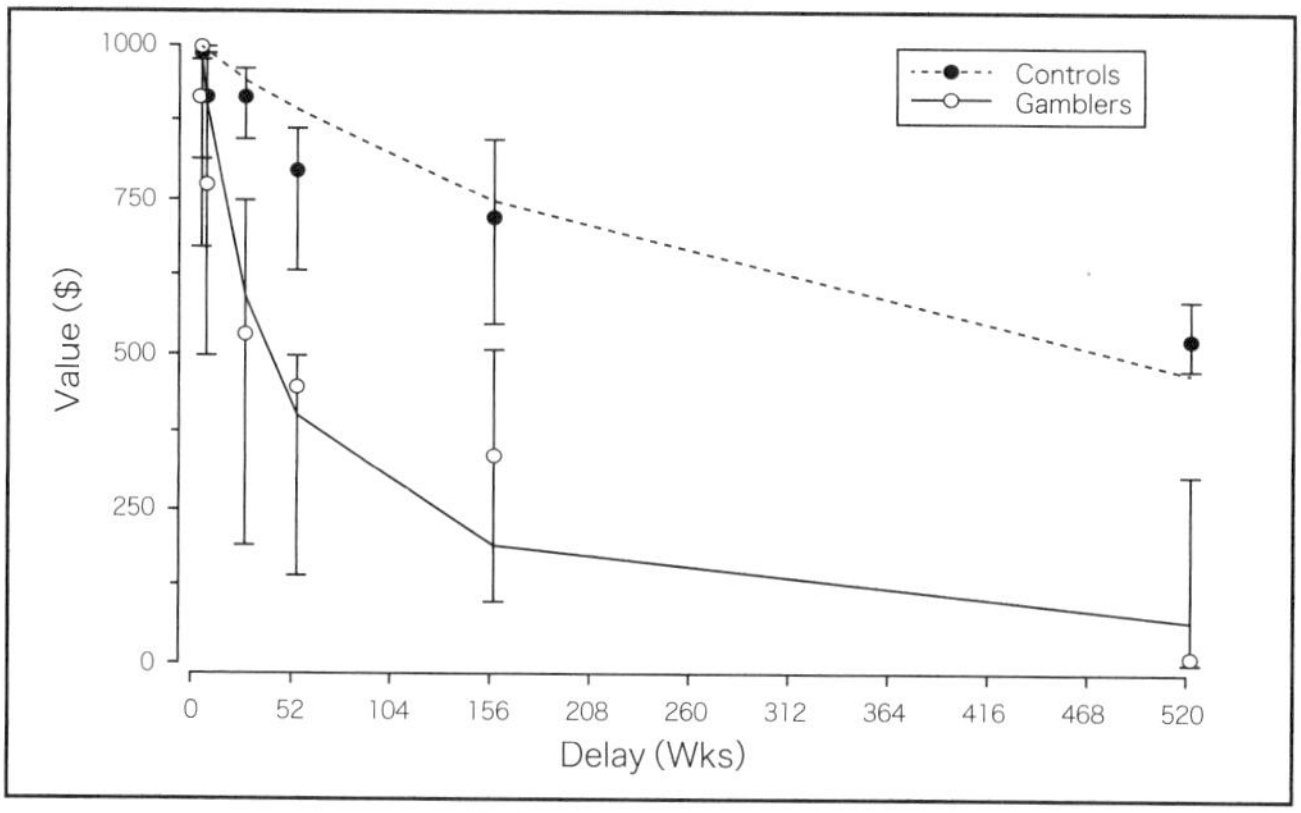

図4-9　ギャンブル障害でも将来の報酬の価値が低く見積もられてしまう[23]

経済学の考え方です。

ここで何が大事かというと、そういった割引が起こらないためにどうしたらよいか、そして割引が起こることでどんな弊害が出てくるのかを考えるということです。

●気分がよいと将来の見通しも立てやすい？

では、割引を起こさせないためには何が大事になるのでしょうか？　割引が起こるのは、将来の見積もりがうまくいかなくなっているということです。将来の見通しがないから、目先のものに飛びつくのです。

将来の見通しは、気分によって変わるという研究があります[24]。69人の大学生を二つの群に分けた実験です。一つの群には風景の映画を見せました。アメリカの国立公園の映画で、単調で面白くないものです。もう一つの群には、ロビン・ウィリアムズのコメディ映画を見せました。面白い映画と、退屈な映画を見せて、映画を見せる前後で、将来の報酬の見積もりを調べました。

コメディを見た群では、風景を見た群よりもよい気分になったという結果が出ました。延々と風景を見せられるより、ロビン・ウィリアムズが面白いことを言っている楽しい映画のほうが、気分がよくなるわけです。そして、重要なことは、コメディを見た群はよい気分になったことで時間割引率の改善を示したのです。時間割引率は変えることが可能なのです。

気分がよいと将来の見通しもよくなり、時間割引率の改善になる。これは、依存症あるいは嗜癖の世界にあてはめれば、嫌な気分でいるよりも、よい気分になるほうが回復が早いかもしれないということです。

今でこそよくないとされていますが、昔は説教をしたり、底付きを待つという風潮がありました。本人をどんどん嫌な気分にさせるのです。それでは遅延割引率は回復するわけはありません。将来の見通しがどんどん悪くなって当然です。ですから、依存症の支援をするときに、いかに本人の気分をよくしてあげるかというのは、大事な視点になります。

ＳＭＡＲＰＰなどの集団プログラムは、楽しい雰囲気で行っています。決して批判せず、お菓子やお茶などをいっぱい並べて、「すごいね!!」と言ったりします。それによって、自己肯定感の改善というメリットがありますし、そういった気分にさせること自体が遅延割引率を改善させて、将来の見通しをよい方向に持っていく効果がありそうです。

依存症あるいはギャンブル障害の支援では、怒ったり、説教をすることはあまり勧めていません。それは、こういった研究からも支持されます。

●選好逆転

遅延割引が起こることがなぜ問題かというと、「選好の逆転」という現象が起こりやすくなるからです（図４‐10）。「二度とやりません」から「つい、やってしまいました」へということです。

この図は見方が特殊なのですが、T1は目先の小さな利益だと思ってください。左側が将来起こる大きなメリットです。たとえば、T1の時点では目先のものの割引率が下がっていて、将来起こり得るものの価値のほうが、同じ割引をされても高いですから、「二度とやりません」と本当に言っているのです。目先の薬物やパチンコの価値よりも、将来起こることの価値のほうが、実感として高いのです。

ところが、この割引率があるがために、少し先へ進むと若干なりとも目先のギャンブルのほ

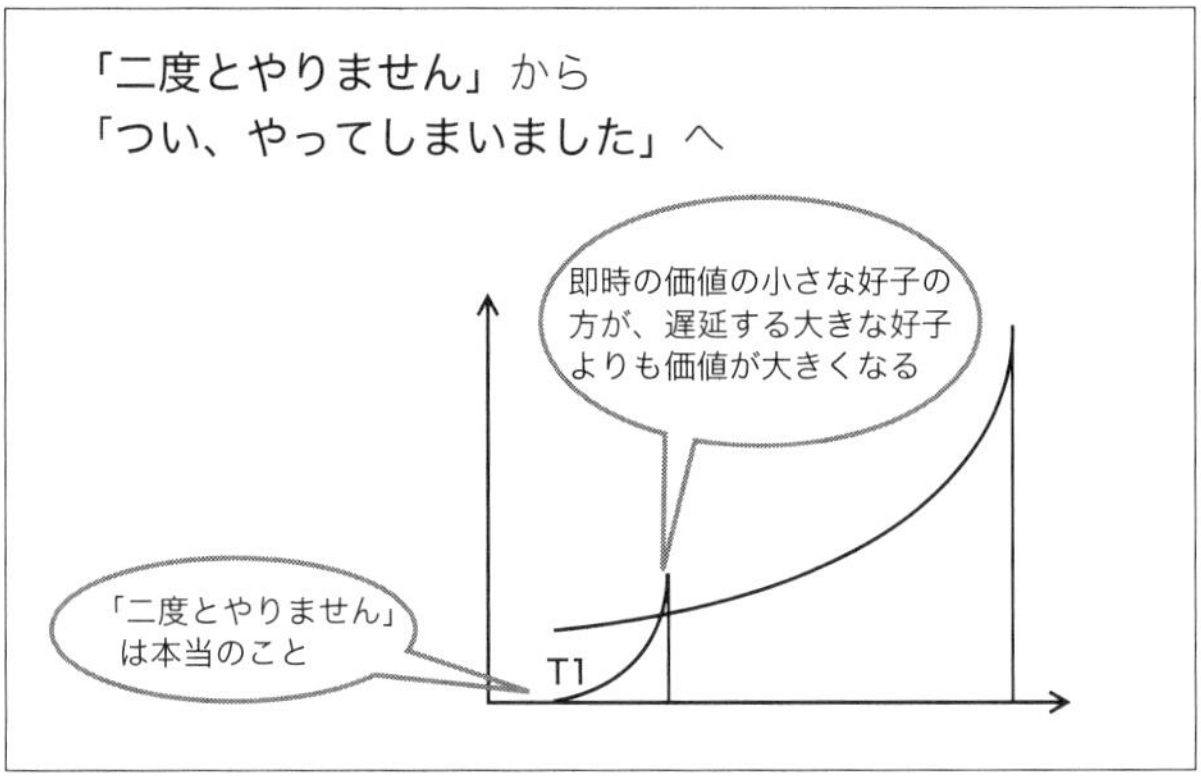
「二度とやりません」から
「つい、やってしまいました」へ
即時の価値の小さな好子の方が、遅延する大きな好子よりも価値が大きくなる
「二度とやりません」は本当のこと
T1

図４-１０　選好逆転

うが、将来起こるものの価値より高くなってしまう瞬間が出てきます。ここがまさに選好の逆転というところです。ですから「二度とやりません」だったのに、いつの間にか「つい、やってしまいました」ということになるのです。

ですから、よく嘘つきと言いますが、嘘はついていなくて、本当にそのときはやめようと思っていたのです。本当にやめようと思っていたのに、なぜか知らないけれども、目の前に薬物やパチンコが出てくると、我慢できなくて手を出してしまう。あれほどやめようと固く誓ったのに、どうしても我慢できなくなって、手を出してしまったというのは、実はこういう現象が背後に絡んでいるからなのです。

では、どうしたらよいのでしょうか？

「お前は嘘つきだ」と責めるのは、まったく意味がありません。しようがないのです。行動の原理として、そういう行動になってしまっているわけですから。むしろ、そういう選択の現象が起きやすくなってしまうということを本人に理解してもらうことが大切です。

「あなたの場合、目先にパチンコが出てきたときに、将来の大事なものよりも、パチンコをするほうが大事だと思えてしまう瞬間がくるから、そこをうまくしのぐ工夫が大切ですよ」と言って理解してもらうことです。

ここには、本人を「意思が弱い」とか「嘘つき」とかにしなくて済むというメリットがあります。家族にも、嘘をついたからといって責める必要はないということの説明にもなります。これは、患者さんや家族にとてもフィットする考え方のようです。

家族も、「嘘をつこうと思ってついているのではないのだ」「本当にあのときはやめようと思っていたんだ」と理解をしてくれます。それまでは「あのとき、本当はやめる気なんてまったくなかっただろう」という見方をされてきたわけです。「確かに本当にあのときはやめるつもりだったんだ。でもこういうことが起こるから、やりたくなってしまう。それはしようがない部分はあるんだ」。そう思えるだけで、少なくとも本人と家族との関係を変えることが可能になります。そこはとても大事なところです。

●選好逆転を生じさせないためのReward bundling

遅延割引を研究しているハーシュという人たちは行動経済学の考えを依存症、嗜癖の治療に応用できると考えました[25]。そこで、Reward bundlingという考え方が出てきました[26]。これは報酬をひとまとめにしましょうということです。

選好逆転が起こり得るケースは、将来的にいろいろ出てくるわけです。それなら、将来起こり得るよいものを全部ひとまとめにして、遅延割引が起こっても目先のパチンコや薬物が逆転しないくらい将来の価値を積み上げてしまえばよいのではないかという考え方です。

ギャンブルをしない場合の将来の価値として、健康に生活できるということがあります。しかし、それだけでは足りないのです。健康に生活できて、他にどんなことに価値があるか?・「家族と仲良くなれる」「子どもに嫌な顔をされずに済む」「子どもと一緒に遊ぶ時間ができる」「会社でもう少し仕事ができる」。こうして、今ここでギャンブルをやらなければ、将来どんなすごいことが待っているかを積み上げていくことによって、選好逆転を防ぐことが可能になります。実際に私の治療でもよく使っています。

●ギャンブルの随伴性を探る

ギャンブルという行動に注目し、その前後の事象を分析します。

- どういう状況（引き金）でギャンブルをするのか？
- ギャンブルの結果、何が起こったか？
- その結果は短期的にはどういうメリット、デメリットがあるか？
- 長期的には？

こういったことを探っていきます。この章の最初に、レスポンデント行動の説明で、梅干しの話をしました。ギャンブルの引き金には、このレスポンデント行動が関係しています。例えば覚せい剤依存症の方は、ミネラルウォーターのペットボトルを見ると覚せい剤をやりたくなってしまうことがあるそうです。覚せい剤をペットボトル入りのミネラルウォーターで溶いていたからミネラルウォーターのペットボトルという刺激が覚せい剤と結びついてしまったのです。

このように引き金となる刺激が依存対象への渇望を誘発するという関係ができあがっているわけです。ですから、その引き金を引かぬよう、うまく処理してあげることが必要です。そして、行動の結果、何が起こるか。短期的な結果はどうか。長期的な結果はどうか。長期的な結果が今後、選好逆転を起こしそうなものであれば、もっともっと将来のよいものを積み上げて、メリットをいっぱい作ろうということになります。

●メリットとデメリットをまとめてみましょう

私の診療では、図4‐11のような表を使って、ギャンブルを続けるメリットとデメリット、ギャンブルをやめるメリットとデメリットをできるだけ書いてもらいます。

それらを踏まえて、もう少しギャンブルをやめるメリットがあるのではないか、本当にこれはギャンブルを続けるメリットなのか、といったやり取りをしていきます。そうやって、ギャンブルをやめるメリットを増やして、ギャンブルを続けるデメリットを作っていく作業をします。

「このようになりやすいですよ」「その証拠として、10年後の10万円と今日の○○円のどちらを選びますか?」「実際、ギャンブル障害の人は、こうなってしまうのです。思い当たります

	ギャンブルを続ける	ギャンブルをやめる
メリット		
デメリット		

図４-11　メリットとデメリットをまとめてみましょう

か?」「そうすると、こういうことが起こって、あのときは二度とやらないと思ったけれども、ついやってしまうわけですね」「では、どうしたらよいかというと、そこが逆転しないくらい、将来の価値が高まるとうれしいですよね」「では、それをやる方法があるのですが、やってみませんか?」といった感じで進めます。

認知行動療法的な方法でありますが、行動の結果を本人の中で変えさせていくような手続きをしていきます。これがうまくいくのは、話が本人や家族に伝わり、納得していただけるからだと思います。うまく伝わらなかったら、作業をやってもうまくいかないはずです。そういう意味では、ギャンブルの心理教育で、私がとても大事にしている部分です。

●活動記録表

さらに、そのための手助けとして、次のような認知行動療法で使う活動記録表などを活用することもあります（図4‐12）。

ギャンブル障害の方は、みなさん大体、仕事が終わった夜や日曜日に一日中ギャンブルをするわけです。その前に何か特別な行動をしていないか、ギャンブルをした後の行動はどうなのかを毎日記録してもらい、チェックをします。

先ほど行動コストを上げるという話をしましたが、中には大事だけれども、あまり時間を費やしていない行動があったりするわけです。たとえば、子どもと遊ぶ、人によっては部屋の掃除をする。そういうところに注目して、パチンコをやる前に、そういう活動をしてからやりませんかというところを見つけるために、私は記録表を活用することがあります。自分で書いているうちに、「私ってこんなにギャンブルをやっているんですね」と気づいて、「もう少し減らそうと思います」と言って、自分で減らす方もいます。そういう使い方もあります。

では、なぜ行動コストをかけるとよいのでしょうか？

週間活動・気分記録表（活動を書き、気分を 100 を最高、0 を最低として、数字で記入）

月日曜日	月　日　曜日		月　日　曜日		月　日　曜日		月　日　曜日	
	活　動	気分	活　動	気分	活　動	気分	活　動	気分
6 時								
7 時								
8 時								
9 時								
10 時								
11 時								
12 時								
1 時								
2 時								
3 時								
4 時								
5 時								
6 時								
7 時								
8 時								
9 時								
10 時								
11 時								
12 時								
1 時								
2 時								
3 時								
4 時								
5 時								

図 4 - 12　活動記録表を活用

それは、出現頻度が高い行動に、出現頻度が低い行動を随伴させると、行動頻度の少ないものが増えるという現象があるからです。これを「プリマックの原理」と言います。望ましいけれど出現頻度の低い活動があったら、活動性の頻度の高いものと一緒にやりましょうということにすると、低い活動が増えるのです。それによって、必然的にパチンコをやる時間が減ってきます。そういったものを応用することがあります。

これはうつ病の治療でも行います。この行動を増やしたいから、これとこれを併せてみようかということをします。

自分の行動をモニターすることが苦手な方の場合は、客観的に自分の活動をモニターできるためのツールとして、活動記録表は有効です。そこで問題になってくるのが、非常に遅延報酬割引率が高い人です。遅延報酬割引率が高い人は、何でも物事を先送りしやすい癖があります。目先のことのほうが大事になってしまうのです。原稿の締め切りがあったとします。締め切りが明日だとしても、それすら先延ばしして、今日の飲み会に行ってしまう。そういう人たちです。

たとえば、小学校や中学校では夏休みに宿題がありました。みなさんは、宿題をいつやりましたか？　夏休みの最初に宿題をやって後は遊んでいた人、均等に分散して宿題をやっていた人、夏休み終了直前にまとめてやる人、夏休みが終わった後にやっていた人、いろいろです。そのあたりである程度わかります。遅延報酬割引率が高い人たちは、締め切りがギリギリに迫ってからやる人です。もっとひどい人は、私のように締め切りを過ぎてからやります。この原稿も締め切りをだいぶ過ぎてしまいました。

そういう人たちは、活動記録などの課題をお願いしても大抵はできません。毎日つけられないのです。まとめて一週間つける人はまだましです。できませんでしたと持ってくる人が多いです。そういうときは別の手を考えないといけません。

夏休みの宿題をきちんと振り分け、毎日の課題を決めてやっていた人は、割引率の曲線が指数的にまっすぐな感じになるので、こういう先延ばしする感覚は理解しにくいと思います。そういう人は嗜癖障害になる可能性は低いかもしれません。そのような嗜癖の指標として遅延報酬割引率が使えないかとも思っています。

このように、行動の短期的な結果、長期的な結果の比較をすると、嗜癖障害や依存症というものがシンプルにとらえられるようになってきます。なおかつ、それが本人の意志の弱さのせいではなくて、むしろ環境と本人の相互作用の問題として、本人から切り離して扱うことが可能となります。

治療方針の背景や計画が本人や家族にとって納得しやすいことであれば、その後の治療もやりやすくなります。心理教育で一番重要なことは、本人がそのモデルに対して、「まさにその通り！」と腑に落ちることだと思います。認知行動療法でよくなると思うから、認知行動療法を続けられるわけです。あるいは自分には、こういうときに、こういう傾向がある。だったら、それを修正する方法を学べればやめられるのだ。そう考えられるようになればスムーズに治療につながります。

●やりがいのある行動を増やして、よい気分になることを目指す

ここで、今までの内容をまとめておきましょう。

問題となるギャンブルという行動のコストを上げれば、ギャンブルの頻度は下がってくる可能性があります。そして、行動の短期的な結果と長期的な結果を比較して、ギャンブルをやる長期的なメリットよりやらないことのメリットを高める工夫をしてあげれば、ギャンブルという活動が減っていく可能性があります。

さらに、その行動という点では、行動の随伴性をしっかり把握して、個々に応じて計画を立てる。そのような話をしてきました。これは全部、ギャンブルという行動を減らすことを念頭においた手続きになります。

ここからが問題です。ギャンブルが減りました。減ったら当然、ギャンブルをしない空白の時間ができてきます。そこをどうするかです。

しかし、先ほど述べたように、嫌な気分でその活動をしていたら何の意味もありません。それは嫌子出現の弱化になるかもしれませんし、回復するうえで嫌な気分を味わうというのは将来の見通しを悪くすることになります。それはよくありません。ですから、やりがいのある行動を増やして、よい気分になることを目指そうということが、次の目標になってきます。

減らすことは何とかできそう。では、減らした後は何で埋めようか。そこまで考えないといけないのです。たとえば、次のようなことが考えられます。

- 家族といる時間を増やす
- 運動して汗を流す
- 趣味に熱中する
- 自助グループで活躍する
- 資格の取得を目指し勉強する
- 回復プログラムに参加する

いろいろありますが、ギャンブル障害の方は、ギャンブル以外のことに対して報酬系の活動性がかなり下がっていることが考えられます。とりあえずやってみても、うまくいかないこともあり得ます。しかし、何もしないよりは、何かしてその中で見つけられるものがあればよいので、なるべくやることの選択肢は増やしてあげたほうがよいと思います。

気をつけなくてはいけないのは、やっていてちょっと嫌だとか、つらさみたいなものがあるのなら、無理はしないということです。治療者はよく空いた時間を埋めるためにＧＡへ行くことを勧めます。しかし、本人にとってＧＡがとても苦痛だったとします。そういう方は、空いた時間に頑張ってＧＡに行くのは難しいわけです。「一カ所のＧＡへ行って合わなかったら、別のところへも行ってごらん。ＧＡによって随分雰囲気も違うし、メンバーも違うから、印象も変わると思うよ」といった具合に勧めるならまだよいのです。ところが、ＧＡに行く以外あなたには救われる道がないと言って、ひたすらそこに行かせ続ける。その結果、ＧＡへ行くのが嫌になって、その嫌な気持ちを紛らわすために、パチンコをやってしまったという話を聞くことはよくあります。

気分がよくなる活動を入れないことには、回復には至りません。その場合は、むしろ余暇の活動を回復の中心に据えて、楽しめる活動を増やしてあげたり、楽しめる感覚をきちんと思い出させてあげることです。ギャンブル以外でも楽しめる感覚がいかに作れるかが大事になってきます。

もちろん、自助グループにすごくハマってしまう人もいます。自助グループが楽しくてしようがない。そうすると、自助グループでどんどん回復するわけですから、それは非常によいことだと思います。自助グループが合わない、むしろ人と接しないで一人だけの作業のほうが幸せだったり、気持ちよかったりする人なら、昔取ろうと思った資格にチャレンジするといったことのほうがうまくいくかもしれません。

それは、人それぞれです。一律にこれをやらなければ回復できないという見方を押し付けてしまうのは、行動分析学という視点からすると、ちょっと危険な考え方になってきます。

●新しい行動を作るために必要なこと

行動分析学には、シェーピングという技法があります。最終的な目標行動を設定して、目標に向けて段階的に行動を近づけていく方法です。新しい行動を作るために必要なこととしては、次のようなことがあります。

- 具体的であること
- 目標の設定は小刻みであること
- 目標達成までのペースは慌てず、急がず、個々に合わせること

- 行動の結果をすぐにフィードバックしてあげること
- 周囲と比較しないこと
- できるだけ褒めること

こうしたことを意識して、新しい活動を始めましょうという話をすることがよくあります。

ここまで、ギャンブルをいかに減らして、そこをいかに埋めていくかということについて話しました。別の行動が増えてくれば、相対的にギャンブル行動に従事する時間が減ります。行動分析学では「分化強化」と言います。ある活動が増えるということは、別の活動の時間が減るわけです。しかし、時に、別の行動も増えたがために、ギャンブルの行動も増えてしまって、睡眠時間や必要な時間がどんどん減ってしまったということもあります。そこは、きちんとアセスメントしていかないといけません。

行動としてギャンブルを扱うときに一番意識しているのは、個々人でギャンブルという行動の背景が違うので、そこを丁寧に見つめて対処していくということに尽きます。そのための背景の理論が今まで述べてきたことです。

ちなみに、背景に発達障害を抱えている方で、ギャンブルの問題を抱えている方が多くいます。そういう方たちには感覚の特性があります。たとえば、聴覚よりも視覚に関する情報処理が得意な人たちがいるのです。そうすると、約束するときに口約束をしてもうまく頭に残らないし、伝わりません。ところが文章にしてあげると、とてもよく理解してくれることがあります。そういう人たちにはむしろリストを作って、きちんと張っておくといったことをしたほうが、うまくいくことがあります。

文章を読んだり、書いたりするのがあまり得意ではないという方の場合は、リストを作ってもうまくいかないことがあります。そういう方の場合は、家族で、ＩＣレコーダーなどに録音して繰り返し聞いてみてはどうだろうかという提案ができるかもしれません。これもケース・バイ・ケースで考えていくことになります。

●利益だけが問題？

さて、金銭的な勝ち負けという視点で、ギャンブルという行動をとらえてよいのでしょうか？　この問題に関しては、実際の臨床において実践できていないので、まだ手探りの段階です。

ほとんどのギャンブラーは負けています。絶対勝っていると主張する人が時々いますが、そういう人も実際は大体負けています。ギャンブルは胴元が勝つ仕組みになっていますから。そうすると、損失に対する意思決定こそ重要ではないかという視点も必要かもしれません。負けに対して、その人がどういう意思決定をして、次の行動を選択しているのかということです。

行動随伴性では、好子が出現することで行動が強化されるという話をしました。ギャンブルの場合は勝つこと、儲けることが強化の大きな要因で、金銭的なところに着目すればそうかもしれません。しかし、時間がつぶせるという強化もあるかもしれませんし、リーチが強化になっていることもあります。ですから、利益だけが問題とは言えないのです。

また、嫌子を増やすということでは、ギャンブルをやることでこんな嫌なことが起こっているということを伝えればよいと考える人もいるかもしれません。しかし、行動分析学の世界では、嫌子によるコントロールはあまり勧めていません。それは、間欠強化の話と関係します。たまに強化される行動のほうが、維持されやすいという話をしました。たとえば、褒めたときに、毎回褒めなくても時々褒めればその目的とする行動は強化されるわけです。

ところが、逆に叱る場合を考えてみましょう。叱ってその行動を減らそうとしたときは、間欠的な嫌子の提示は効果がないのです。毎回怒らないといけないため、手間がかかります。もっとまずいことに、好子と違って、嫌子を使ったコントロールの場合は、嫌子が出現しない場面では、むしろ弱化された行動の出現が増えるのです。適切なたとえではないかもしれませんが、いじめている子どもを怒ると、怒る人がいないところでは、かえっていじめがひどくなるというようなことが起こりやすくなるのです。

さらに悪いことに、嫌子を使って行動のコントロールを受けたことのある人は、将来その嫌子を使って人の行動をコントロールする可能性が高くなります。ですから、あまり嫌子を使ったコントロールはお勧めしません。むしろ、できるだけ褒めましょうと述べたのは、そのような理由があるからです。

最近、家族でＣＲＡＦＴ（Community Reinforcement And Family Training：コミュニティ強化法と家族トレーニング）が行われています。ＣＲＡＦＴで大事なのは、強化です。対応を変え、その人のポジティブなところをたくさん見つけて、強化していきましょうということが根底にあります。そういった意味でも、褒めるという好子を使った強化は大事です。

●みなさんはどちらを選びます？

ここでまたみなさんに考えてもらいたい、とても有名な問題があります。

あなたはどちらを選びます？

①ある投資により、１００万円すでに儲かっている。
このまま投資を継続すれば、80％の確率で儲けは１３０万円になるが、20％の確率でゼロになる。

A．投資を継続する。

B．投資をやめる。

いかがでしょうか？ それではもうひとつ考えてください。

あなたはどちらを選びます？

②ある投資により、１００万円すでに損している。
このまま投資を継続すれば、80％の確率で損は１３０万円になるが、20％の確率で損はゼロになる。

A．投資を継続する。

B．投資をやめる。

この場合は、どちらを選びますか？

●プロスペクト理論

これは、プロスペクト理論というカーネマンとトヴァスキーによって提唱された意思決定理論です[27]。意思決定には、その人の設定している基準が影響します。基準値よりプラスの領域では危機回避的になり、基準値よりマイナスの領域では、危険追求的になります。むしろリスクを求める方向に進むということです。

同額であれば、基準値よりプラスであった満足度より、マイナスであった悔しさの方が大きいのです。同じ額勝つよりも同じ額負けることの悔しさの方が大きくなってしまうのです。ですから、負けることが非常に嫌なことになってくるわけです。

期待値から計算すると、①の場合は投資を継続し、②の場合は投資を継続しないほうが好ましいと言えます。しかし、多くの人は、①の場合は投資を継続せず、②の場合は投資を継続するという判断を行います。

①の場合は、ゼロになる可能性があるから、このまま１００万の儲けを維持したいということで、30万円の上乗せを求めない。少しでもゼロになる可能性があるなら、その１００万円をキープしたいという考え方が多いのです。

期待値で考えると、①の場合は、80％の確率で30万円儲かるのですから、絶対こちらのほうがよいわけです。逆に②に関して言えば、投資を継続しないほうが望ましいのです。しかし、継続する人のほうが多くなってしまいます。

負けているときを基準にすると、勝っているときの基準と判断が変わってしまうという現象が起こっています。このプロスペクト理論が、ギャンブルの人たちにどれほど影響しているのかが、私の関心であります。

ギャンブラーの人たちは、さらに負ける可能性が圧倒的に高いのに、ほんのちょっとの勝てる可能性にどんどんとのめり込んでいきます。むしろ、負ければ負けるほど、のめり込みやすくなってはいないだろうかということです。

スクリーニングテストの話で、負けると深追いしたくなるという話がありました。その傾向がどんどん強くなっているのではないか。負けを取り戻そうとして、よりリスキーな行動を選択しがちになっているのが、ギャンブラーたちの深追いになっているのではないか。その傾向が普通の人よりもさらに強く出ているのではないか。このことを、遅延報酬割引率で説明できるのかどうかは、まだ難しいところです。

スポーツ選手がギャンブルにはまるケースが多くあります。そうすると、よく言われるのが、自分の立場をわきまえないでとか、スポーツ選手らしからぬということです。

では、スポーツ選手は、勝つ喜びと、負けることの悔しさと、どちらによってより強く次に活躍しようと思うのでしょうか？　私は、彼らは負けることの悔しさがすごく強い人たちではないかと思うのです。それはまさに、今述べたことと同じです。負けると悔しい。その負けを取り戻そうと思って、もっと頑張る。そういう人がギャンブルをやると、負けることがとても悔しい。だから、取り戻そうとしてつい深追いしてしまう。負けたという嫌悪的な状況を回避するためにギャンブルの深追いをする。たいていはさらに負けるけれども、たまに取り戻せたり、儲けることもできる。つまり間欠強化です。なので、なかなか深追いという行動は改善しない。そういった行動随伴性があるのではないかと考えています。

そういう意味では、勝ちが大事なのではなくて、負けることにいかに対処するかの問題なのかもしれません。負けることは嫌なことです。嫌子の出現のような状況です。突き詰めると、そういった嫌な状況をいかに処理していくかが、こういう方たちの課題になってくるかもしれません。

これは仮説で、まだ臨床でもそのような話はしていませんが、この先、治療に応用できないかを考えているところです。

●保有効果

もう一つ、行動経済学で面白い考え方があります。保有効果です。所有しているものに対し、「実際よりもよいもの」と価値判断をしてしまうということです。

たとえば、投資家が下落している株を「もう底だろう」と考えて、買い足してもっと底にいき、失敗してしまうことがあります。今持っているものはこれ以上悪くならないものだから、今が買い増し時だ、という感覚です。

これは、脳の島皮質という部位が関係していると言われています。島皮質は得の快感よりも、損失の不快感に反応しやすいところだと言われています。

パチンコに関してありがちなのは、この台でこれだけ回して当たらないのだから、「この台もそろそろ当たるはず」というものです。しかし、毎回抽選しているわけです。350分の1の台なら、チャッカーを通るたびに、350分の1の抽選をやっているだけであって、350回抽選すれば必ず1回は当たるということではありません。その都度、350もある抽選札の中から1枚の当たり券を引いてくださいというからくりです。ですから、当たりが続くこともあるかもしれないし、ずっと当たらないこともあるかもしれない。それは、毎回その確率のもとでの抽選の結果でしかないわけです。しかし、そろそろ当たるはずだと考えてしまうのです。

損失に敏感だということは確かにありそうですし、なぜその台に執着するのかというと、これだけ回して当たらないから、そろそろ当たるはずだという考えがあるということも言えそうです。

こういった現象も臨床や心理教育で使えないかと思っています。実際これが本当に正しくギャンブルのある側面を表しているかどうかというのはまだわかりませんが、言われると確かにそういうところはあると思われるのではないでしょうか。

●イネイブリングについて

「イネイブリング（enabling）」という言葉が、依存症や嗜癖の治療・援助の場で使われることが多くあります。これはenableという「〜を可能にする」という言葉に由来します。イネイブリングとは、本人が依存症や嗜癖を持続することを可能にする周囲の人の行為です。そういうことをやる人をイネイブラー（enabler）と呼んだりもします。

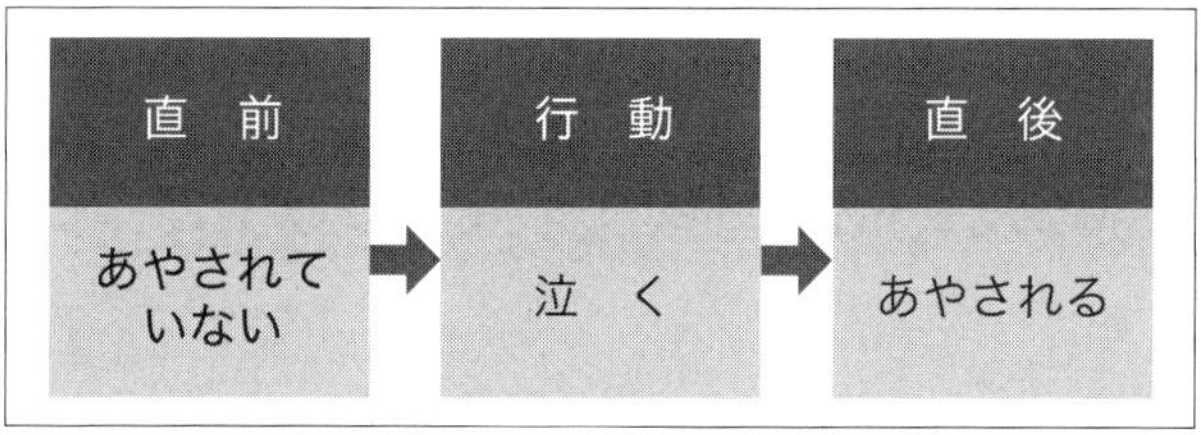

図4-13　クミちゃんが泣くことのメリット

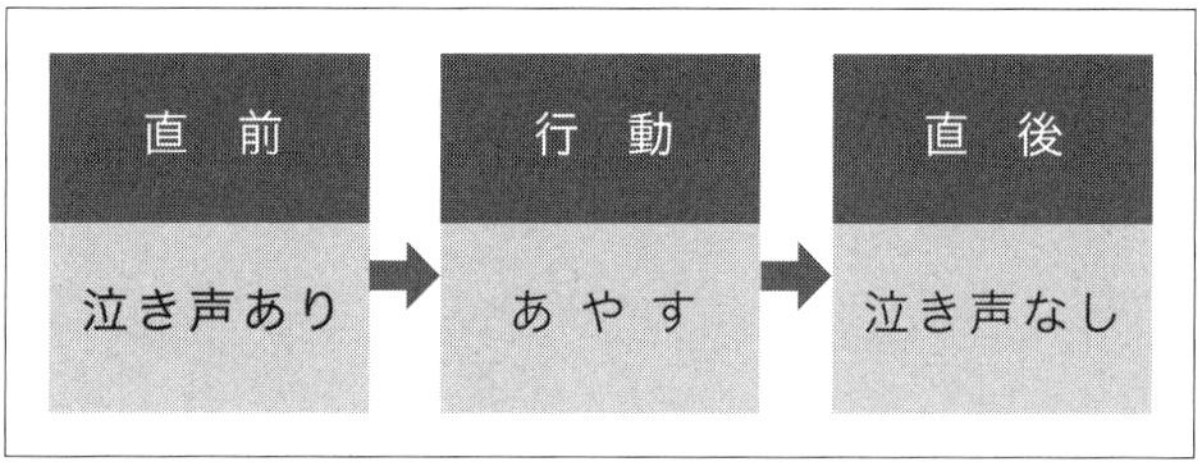

図4-14　お母さんがあやすことのメリット

行動分析学の視点でもイネイブリングを説明することが可能です。家族に共依存であるという認識を持ちましょうとか、本人に対するそういう感情が問題だと言うよりも、家族の行動自体を変えてもらうことのほうが有効なことがあります。

ギャンブルとまったく別な例で恐縮ですが、クミちゃんという女の子がいたとしましょう。クミちゃんは、あやされていないと泣きます。泣いていると、お母さんがやって来てあやしてくれます。クミちゃんが泣くメリットは、あやしてくれるということです。これは、好子出現による強化です（図4-13）。

それでは、お母さんがあやすことのメリットは何でしょうか？　泣いたときにあ

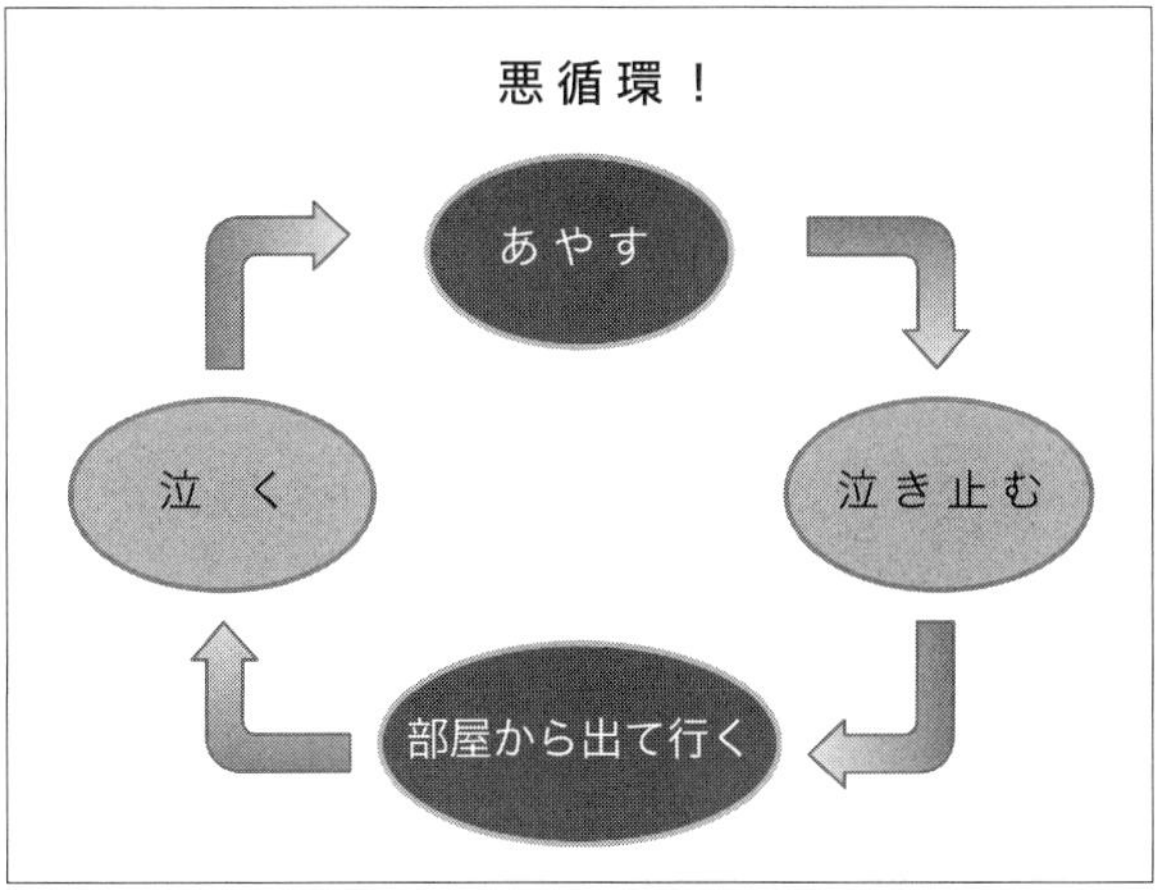

図４-15　好子と嫌子の悪循環

やすと泣き声がなくなる。お母さんにとっては、嫌子消失の強化によって赤ちゃんをあやす。もちろん、かわいいなど、いろいろな要素があると思いますが、大雑把に分析するとこのように言えると思います（図４-14）。

大事なことは、お互いに、好子、嫌子を出し合っているということで、こういう悪循環に陥るということです（図４-15）。

あやすと泣き止む。泣き止んだから部屋から出る。すると泣く。グルグル回っています。依存症の家族の方の前で、この話をすると、「あー！」という声が上がることがあります。なんとなくそういう感覚をお持ちなのでしょう。

これをギャンブルに置き換えてみます。裕司さんというパチンコ好きな人がいたとします。

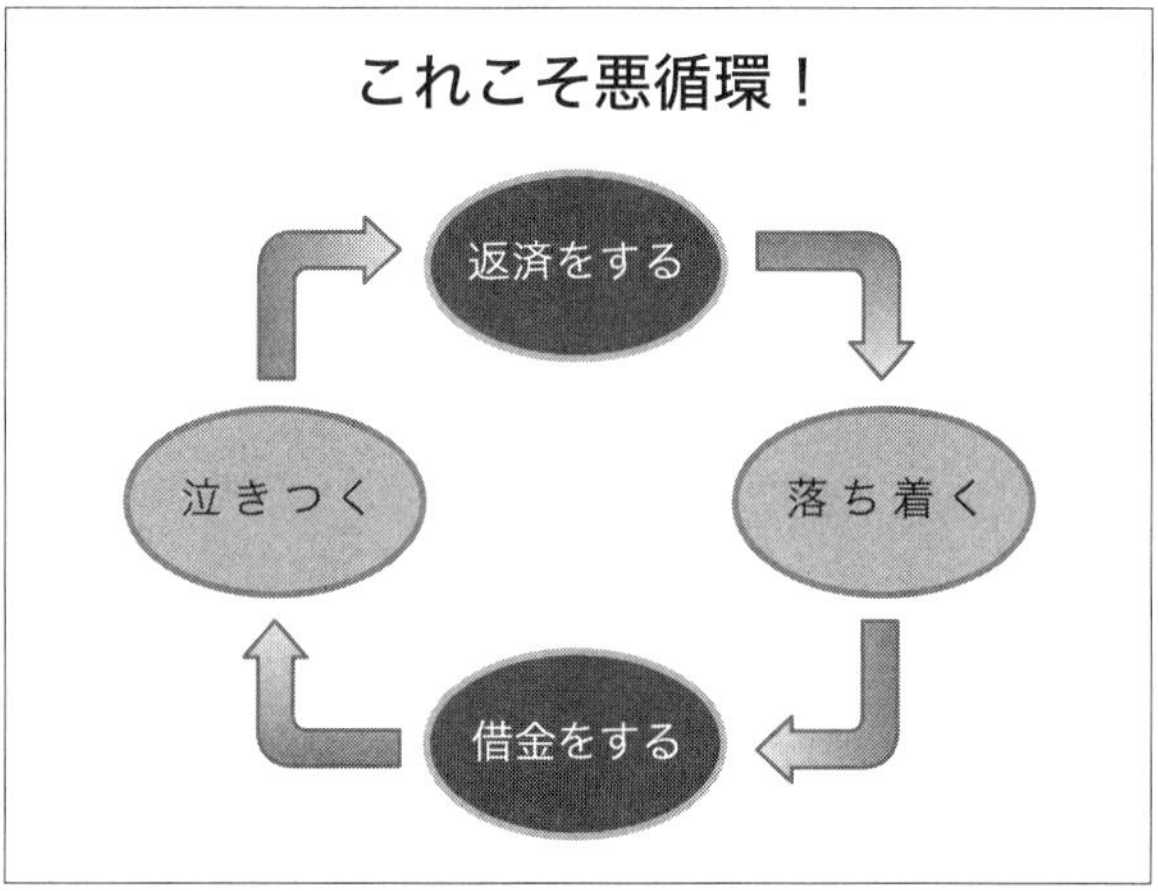

図４－16　借金と返済の悪循環

借金が増えると「もうしないから」と親に泣きつきます。親が借金を返済すると、すぐに落ち着きます。でも、いつの間にかギャンブルを始めて、借金をしてしまいます。

これはありがちな現象です。こういうことがあると、親が借金を返すのではなく、自分で返済させるべきだということになります。でも、ついつい本人のためとか、本人がうるさいからと考え、本人の借金を家族が返済してしまいます。本人にとっては、泣きつくと、借金がなくなるわけです。家族にとっては、返済という行動をしてあげると、泣きつきがなくなるというメリットが出てきます。同じようにまとめると、返済すると落ち着く。落ち着いた後、また泣きつく。だから返済するという悪循環に一見なっていそうです（図４－16）。

しかし、実は落ち着いているのは本人だけであって、家族はあまり関係ありません。家族は返済しても、またいつかやるのではないかとビクビクしているのです。家族は返済するだけであって、落ち着いて、借金して、泣きついてというのは本人の問題です。この悪循環を制御してしまっているのは本人なのです。ですから、家族にはこういったことを自覚してもらって、本当に返済することのメリットはあるのかを考えてもらいます。

イネイブリングと言われているものも、相互作用の悪循環から生じているわけです。家族の行動が少し変わるだけで、悪循環を断ち切れる可能性があります。家族の行動を変えてみましょう。本人と共依存しているといったことは考えなくても構いません。共依存ですと言われて怒られ、共依存という言葉を聞くだけで恐怖を感じる家族もいます。その場合、共依存のことは考えなくても、「このようなからくりであなたが旦那さんのギャンブルの行動を維持しているだけなのです」と言うことで済みます。行動の相互作用という視点を持つだけで、スッキリしています。こういったことを話すことで、今まで動かなかった家族が動けるようになることもあるのです。

必ずしも共依存が無用な概念とは思いませんし、場合によっては、そういった概念がフィットする人に対しては使ってもよいとは思います。しかし、そういったものが苦手な家族には、むしろこういった別の見方を提示します。有用なものがあればあるほど、使える選択肢があればあるほど、依存症やギャンブルの問題の回復・支援にとって便利だからです。

これがすべてではありませんが、前のやり方でうまくいかなかったときにこういう視点で考えると意外と解決できたりします。支援する人、本人、家族の視点の中に取り入れていただき、選択肢を増やしていただければと思います。私にとってはこのやり方で考えがスッキリしましたし、外来でも今はうまくいっています。ただし、それがうまくいかなくなれば、また次のやり方を探しますし、別の先生の考え方も取り入れていきたいと思っています。

●重要な他者が治療に有効

家族をはじめ、重要な他者の存在というのは治療をするうえでとても有効です。共依存だとか、イネイブラーと言われると、家族や重要な他者の存在自体が悪のように取られがちですが、そんなことはありません。むしろ、そういう方たちがいるからこそ、ギャンブル障害の治療がうまくいくというデータもたくさんあります。

たとえば、重要な他者の存在が問題あるギャンブルの治療によい影響を与えるという報告がありますす。重要な他者の治療への関わりが、本人の治療の脱落率を低下させるという報告もあります[28]。奥さんがご主人をサポートしてくれるからこそ、脱落せずに外来に来てくれる。サポートしてくれるからこそ、毎回ミーティングに行けるということも当然あるわけです。

このように、家族などの重要な他者が適切な対応を取ることは、本人の治療に対して非常に重要なことなのです。先ほど本人が治療を継続するためには、よい気持ちでいられることが大事だと述べました。心地よく本人の回復支援に携われるように、家族自身へのサポートも必要です。

それはそうです。サポートした行動が、その結果としてどんどん嫌子が出てきたり、好子がどんどんなくなってきたりしたら、それは弱化になります。サポートなんてしませんということになってしまいます。しかし、サポートし続けてあげることのメリットはあるわけです。家族をはじめとした重要な他者がつらい思いをせずに、サポートした結果が好ましいものになるように支援してあげるということは、周りで支援する側にとっても重要な視点ではないかと考えています。

もちろん、家族に関わりをやめてくださいと言うのも、一つの方法ではあると思います。それもケース・バイ・ケースです。家族が突き放したほうがうまくいく場合もありますし、家族に積極的に関わっていただいたほうがうまくいくこともあるのです。重要なのは、どちらが効果的かをアセスメントすることです。

●治療を行ううえで重要なこと

治療を行ううえで重要なことをまとめてみます。

ギャンブル障害の支援を行う際には、ギャンブルという行動の背景にどのような問題があるかを把握し、個々に応じた適切な支援計画を立てることが重要です。ギャンブル障害に対する一律な対応よりも、個々に応じた対応をしたほうがよいことが多いと思います。

しかし、それが本人にとって苦痛ばかりを伴う回復の方法では、将来の見通しも立てにくくなります。どうしてもこれしかないというのならしようがないとは思いますが、より苦痛がないやり方、より気持ちよくなれるやり方があればそちらを選択したほうがよいことが多いと言えます。

同じように、サポートする側にとっても苦痛な状態が持続するのはよいこととは言えません。サポートすること自体が弱化されては困りますし、サポートする側も苦しいことが多かったら、当然先行きの見通しが立ちにくくなります。そうなれば、本人にとって将来的にメリットがあるサポートがあったとしても、より目先のもう少し価値が低いものに行ってしまうということが起きないとも限りません。それでは困るわけですから、サポートする側にとっても苦痛な状態はなるべく持続しないように考えたほうがよいということです。

それから、選択肢はなるべくたくさん用意してあげること。しかも、本人に最もフィットした回復の仕方を見つけることが大事です。ＧＡもよいかもしれません。外来に行くこともよいかもしれません。それらを組み合わせるのもよいかもしれません。しかし、それが本人に最もフィットしたものでなければ意味がありません。これしかないからこれをやりなさいということで、本人がつらい思いをしていたら、治療からは脱落してしまいます。

●治療？　支援？

治療という話でここまで来ました。しかし、治療が大事なのでしょうか、支援が大事なのでしょうか？　これは、依存症に関わっていると、よく出てくるテーマです。先ほどお示ししたように、ギャンブルをやる前から金銭管理や生活能力に問題があった人は、むしろお金の管理とか生活スキルを身につけることのほうが大切です。ギャンブルをやめても、これがダメだったら、また別なところで何か問題が出てくるかもしれないからです。

ところが、ギャンブルをやる前は仕事や生活能力に問題がなかった。ギャンブルというものを知ってしまい、たまたま変な勝ち方をしてしまったがために、その後どんどんギャンブルにはまっていってしまった。そのような人は、むしろギャンブル障害として治療や支援が必要になります。

支援なのか、治療なのか。どちらがよいかというと、これも個別の対応に任されるのではないかと思います。もちろん、ギャンブルの問題を病気として考えるのは反対だという立場の方もいますし、病気として積極的に対策を推し進めたほうがよいという考えの方もいます。病気として扱われるのは困るという方もいれば、病気なのだから治療をしたいという方もいます。個々に応じて違ってくるのではないでしょうか。

非常に玉虫色の発言になってしまいますが、実際の感覚としては、この人は病気として対応してあげたほうがよいと思ったら病気として扱ってあげる。この人は病気とせずにむしろ生活上の問題として扱ってあげたほうがよいと思ったら、そのようなアプローチをとったほうがよいと思います。

それは、やはり本人の背景をはじめとする、いろいろな情報を集めるからこそわかってくるものです。そこを診断基準だけ使って、「あなたギャンブル障害ですね。では、ギャンブル障害の方はこれをやりましょう」としてしまうとまずいのではないかという危惧を持っています。

治療と支援の話を含めて、私がどんなことを考えて、普段どんな臨床をやっているかということを述べさせていただきました。

補足ですが、私が北里大学の東病院精神科で、ギャンブル障害専門外来をやっていたことはお伝えいたしました。ご存じの方もいるかもしれませんが、北里大学東病院というのは最寄りの駅からさらに車かバスを使わないとたどり着けません。行動コストを考えると、受診に対してとても行動コストがかかるのです。そうしたコストをかけてまで治療を受けたいという人たちが集まっているということです。

ということは、それだけ治療に対するモチベーションや治療継続の意欲がある方たちということになります。それを考えると、今私がやってうまくいっている方法は、初めから治療意欲がある方たちには有効であっても、もっとシビアな「自分は治す気がない」「まったく問題だと思っていない」方たちに対して、どれほど有効かというところはこれから検証していかなければいけないかもしれません。

しかし少なくとも、そういった大学の外来に予約を取って来てくださる方、あるいは今私が勤めている、これも駅から離れたところにある「こころのホスピタル町田」という精神科の外来に来てくださっている方々に関しては、これまで述べたような私なりのアプローチがある程度有効だということは確かです。でもそれには、バイアスがかかっている可能性も否定しません。

ですから、本当ににっちもさっちもいかない人に、私のアプローチが有効かどうかと言われると、そこは有効なこともあるかもしれないし、そうでないかもしれません。そもそも行動分析学という考え方を持ち出すことが、シビアな状況におかれている人に向いているのか、いないのかも、これから検証していかなければいけないと思っています。

第5章 社会資源について

●治療、回復支援等に関する多機関連携

社会資源に関しては、依存症を含め、ギャンブルに関しても、非常に大事なものになってきます。ただし、正直に言って、医療と社会資源の連携がどれほどうまくいっているかは難しいところがあり、そこをどうしていくかは今後の課題になってくると思います。

社会資源に関しては、厚生労働省の平成24年度分担研究でまとめられたものがあります[13]。わかりやすく参考になるので、それをもとに説明していきます。病的なギャンブラーを中心に

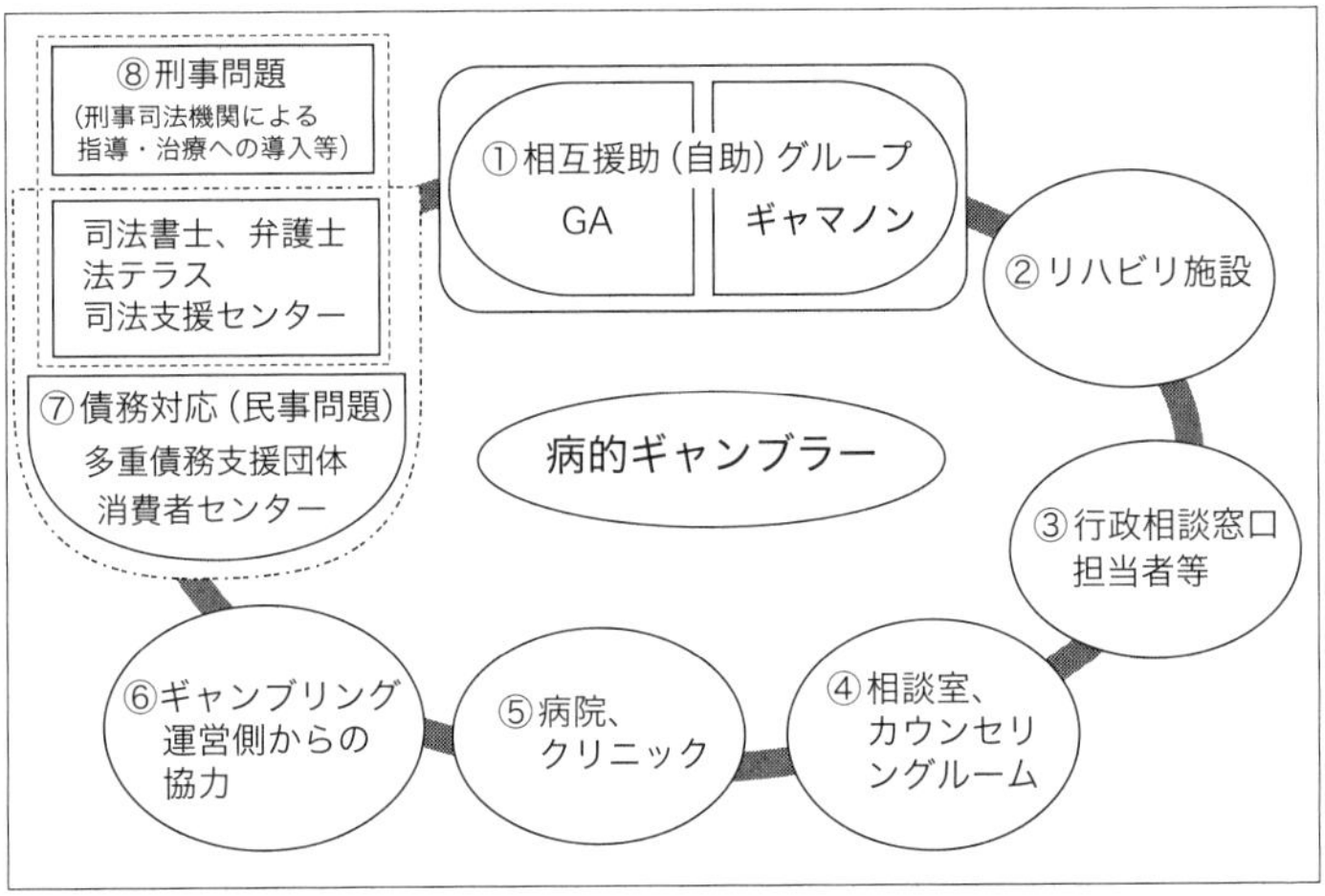

図５-１　治療、回復支援等に関する多機関連携[13]

据えたときに、その人たちをサポートできるものとして、これだけ多くのものがあります（図５-１）。

一つは自助グループです。本人が通うGAや、家族のためのギャマノンなどがあります。施設に入り、回復の必要があるのであればリハビリ施設、回復施設があります。それから、行政の相談窓口。カウンセリング等の相談室。そして、私が所属しているような病院やクリニック。ギャンブル運営側からの協力もあります。

薬物、アルコール等の依存症に比べて、ギャンブル障害の場合、重要になってくるのが債務の問題です。債務対応として、多重債務の支援団体、消費者センターがあります。

刑事問題も出てきます。ギャンブルの場合

は違法なギャンブルへの関わりがありますが、それ以上に問題となるのがギャンブルをする資金を得るための窃盗や殺人です。こういった重罪犯罪に結びつきやすいのがギャンブル障害の特徴です。債務対応や刑事問題には、司法書士、弁護士、法テラス、司法支援センターなどの支援も必要になります。

それでは、それぞれ個別に詳しく見ていくことにしましょう。

❶ 相互援助（自助）グループ

自助グループで有名なのがＧＡです。ギャンブルの問題を抱える人たちが集まって自分の体験を語るミーティングの場です。グループミーティングでは、12ステップという回復プログラムを使うこともあります。こういったものが有効な人たちもいるので勧めることもあります。特徴は、メンバーが本名を明かさなくてもよいことです。匿名で呼び合っていますから、プライバシーへの配慮がなされています。言いっ放し、聞きっ放しが原則です。お互いに意見を述べ合うことはしません。ただし、メンバーの献金による運営なので、財政的には苦しいことが多々あるようです。

もともと、ＡＡ（アルコホーリクス・アノニマス）というアルコール依存症の人たちの自助グループの流れから出てきたもので、それが薬物やギャンブルの問題を抱える人たちにも広がったものです。

家族に対しても同じような自助グループがあります。ギャンブル障害の場合はギャマノンと言います。アルコール依存症の家族会はアラノン、薬物依存症の家族会にはナラノンというものがあります。

これはギャンブルの問題を抱える人の家族や友人等で構成されています。ギャンブルの問題を解決するための適切なあり方を学ぶために、GAと同様に12ステップを指針としたグループミーティングなどを行っています。家族もお互いにニックネームで呼び合うなど、プライベートな配慮がなされています。

言いっ放し、聞きっ放しが原則で、お互いに意見を述べたりすることはありません。メンバーの献金のみで運営されており、公の場で自分たちの体験談を話したりします。本人ではなく、家族、友人が来ているということ以外はGAとほとんど変わりはありません。

本人がGAに行きたがらないため、しかたなく家族だけがギャマノンに行って、回復がうまくいったということも多々あるようです。また家族がギャマノンに通ったことによって、いつしか本人がGAに通うことになったということもあります。

❷リハビリ施設

回復のためのリハビリ施設があります。生活のほとんどの時間をギャンブルに支配されている状態から回復するためには、ある程度の時間を費やす必要があります。宿泊機能を有するリハビリ施設へ入所をすることで、生活の中のさまざまなタイミングで自らの問題や回復への気づきにいたることが期待できます。一日に数回行われるグループミーティングで自らへの理解を深めることが可能です。また、グループミーティングへの適応が難しいと考えられる人にも、個々の背景に即したプログラムを提供することが可能です。そういった意味では、集団が苦手な人でも、こういった施設ならばなんとかやれることもなくはありません。

ＧＡはちょっと苦手な感じがあったけれども、施設ではうまくいっているという方もいます。ただし施設は、ＮＰＯなど民間で運営していますので、入所するにはそれなりの費用が必要になってきます。金銭的なことや、本人の治療意欲をどれほど高められるかが問題になってきます。

財源の問題もあるとは思いますが、回復施設の運営や入所費用の負担などについては、公的な補助が受けられるようになると、ギャンブル障害の対策も随分と変わってくるのではないでしょうか。

時々経験するのですが、家族に本人の入所を勧めたときに、お金がかかるからという話が出てきて、躊躇されることがあります。このままだと借金がどんどんかさんで、回復施設に入所するよりもお金がかかるはずなのに、お金がかかるから入れられない、入れるつもりはないと言う家族の方がいます。

先ほど本人の遅延報酬割引の話を述べましたが、実は家族自身の遅延報酬割引率が高くなっている可能性があるのではないでしょうか。実際どうなのかということについては、ある家族会の団体と調査研究をしてみようかと話をしているところです。

家族の立場からすると、ギャンブルをやりながらでも仕事をしているのなら、むしろ仕事をしてくれないと困ってしまうという感覚が強く出るのは当然です。それでもあえて仕事を休んで、きちんと回復施設に入って欲しいと思うこともあるのは事実で、そういう事例も多くあります。

ギャンブル障害の場合、会社の診断書や休職届を出しづらいということがあります。しかし、会社側で何か問題が起こったときは、チャンスかもしれません。ギャンブルの問題さえなければきちんと能力を発揮できて、仕事ができる人なら、一定期間休ませてあげて、リハビリ施設や回復施設などでサポートしてもらうのが大事ではないかと思います。

診断書は医師も神経を使います。ギャンブルの問題よりも、うつ状態であることが問題だということで診断書を出すこともあります。患者調査で病的賭博の患者数が少ない背景には、うつ病や神経症、不安障害といった病名で実はギャンブル障害のサポートをしている医療機関が一定数あるからかもしれません。

もちろん、リハビリ施設に行っているときは、そこだけにずっといるわけではありません。リハビリ施設に入所しながら、地域のＧＡに通って、施設を出てもＧＡにはつながり続けている方もいます。リハビリ施設を出たからすべての支援が切れてしまうわけではなくて、引き続きＧＡや、医療機関につながり続けていくことは可能です。

❸行政相談窓口等

行政のサービスもいろいろあります。

行政の窓口のメリットは、公的なものですから、基本的にお金がかからないということです。窓口では、ギャンブルの問題を抱える当事者や家族からの相談をもとに、必要なサービスを把握し、関連資源への結びつけをすることが求められています。

病的ギャンブラー本人が、治療や回復支援の必要性に対する理解が乏しい段階においても、家族や周囲の人たちに対して情報提供を行うことは可能です。精神保健福祉センターで、家族向けの相談会を行っているところもありますし、CRAFTを導入しているところもあります。そういったことが無料で受けられるメリットはあります。

ギャンブルの問題を抱える当事者だけではなくて、子どもたちへの支援も行政のサービスとして利用できる可能性があります。このあたりもまだまだこれからの課題だと思いますが、親がギャンブル障害の場合、子どもにもその影響が波及することが多くあります。極端な例としては、パチンコ店の駐車場に子どもが放置されたまま熱中症で亡くなってしまったということも起こります。

ギャンブルの問題は、地域の関係機関の一つに紹介するだけで解決（回復）に向かうとは限らないため、粘り強い支援をしていくことが求められます。地域や担当によって差はあるかもしれませんが、行政だからやってもらえるということもあるはずです。今後もっといろいろな試みができてくればよいのではないかと期待しています。

その他、行政の課題としては障害年金の問題があります。

基本的に依存症で障害年金を受給できるケースは稀だと聞いています。依存症は回復が前提となっており、障害が固定したものとは考えられにくい部分があるからです。私自身は診断書を書いたことがないので、実際のところはわかりませんが、依存症が治れば普通に働けるのではないかと判断されやすいのではないでしょうか。

❹相談室、カウンセリングルーム

直接医療機関に関わらずに、相談室やカウンセリングルームを利用されている方もいます。病院や医療機関では、どうしても診察時間が短いということがあります。相談室やカウンセリングルームでは一定の時間をとって、毎回のカウンセリングや面接ができるというメリットがあります。より詳細な本人の個別的評価や、家族の機能評価、本人や家族の社会的状況の評価が可能になります。

こうした相談室やカウンセリングルームでは、医療機関への橋渡しをしてくれることもありますし、必要に応じてリハビリ施設や相互援助グループへの橋渡しをしてくれるところもあります。

問題は保険外という点です。自費での利用になってしまうので、金銭的なコストをどうするかが課題になります。アルコールなどの依存症以上に、ギャンブルの場合は、金銭的な問題をどうするかという問題が出てきやすくなります。利用するメリットはあるのですが、お金という面でもう少しサポートできる仕組みや枠組みがこれから出てくればよいと思っています。

こうした施設では、家族セミナー等の形態では対応しきれない、個々のケースが抱える問題に即したサポートを密にしてもらえるというメリットがあります。しかも、個別のカウンセリングによる治療を行う場合には、個人情報が守られるという安心感があり、相談につながりやすいところもあります。

GAやギャマノンの場合、匿名とはいうものの周りの人に顔は見えてしまいますので、そこで躊躇される方もいます。相談室やカウンセリングルームなら、一対一の対応が可能ですから、安心して相談しやすいということがあるかもしれません。

❺病院、クリニック

病院、クリニックは、私が所属しているところですが、これまでギャンブルの問題に関心が低いのではないかと言われていました。

しかしながら、平成22年度に行われた調査では、現状でも全国の多くの精神科病院で、ギャンブルの問題への対応がなされていることが示されました。これらの病院は、必ずしも嗜癖問題を専門に扱う医療機関というわけではなく、行政との連携をとりながら、通常の精神科診療の中で必要な「見立て」を行っています。

そうは言っても、実際に患者を調査すると５００人未満という数字が出てきてしまうということもあります。むしろ、ギャンブル障害という診断をつけずに、そこに合併するうつ病という病名で支援をしている可能性もあるかもしれません。そのうえで、切迫した自殺念慮を有するケースへの対応や関連機関への結びつけなど、さまざまな対応をしているものと思われます。

アルコールあるいは薬物の依存症でもそうですが、やはり医療機関に期待するところは大きいのではないでしょうか。しかし、その期待に応えるだけの体制が十分かと言われると、関心を持ってくださるのはよいことだと思いますが、まだまだ不十分なところもあると思います。

今後は、受診するための敷居を下げていく必要があります。もちろん、あまり低くしてしまうと、先ほどから言っているように、過度な医療化の問題等も出てきます。そのあたりのバランスは本当に難しい部分ですが、現状はやはりギャンブルの問題を抱える人に対しては医療の体制はなかなか厳しいものになっています。

また、ギャンブル障害の場合、入院治療を行う病院はほとんどないのではないでしょうか。入院の場合は、むしろ希死念慮や気分の波がひどい、あるいはＤＶがひどくて家族と離れるための入院というような形が多いのではないかと思います。

私が今までに経験した入院に至ったケースは、自殺企図の方だけです。気分の落ち込みが激しいため、外来ではなくて、入院でしっかり気分を安定させてからギャンブルの治療をしましょうということで入院していただきました。

❻ギャンブル運営側からの協力

ギャンブルを運営するサイドの方たちからの協力もあります。ギャンブルの問題を抱えている人たちに対する支援は、ギャンブルを運営する人たちにも求められています。外国ではカジノを提供する側の企業がお金を出し合って、回復施設を運営するといったことがなされており、期待する声が多いのは事実です。

現行制度におけるギャンブルに対する法的規制による管理に加え、今後は問題を抱える人たちに対し、さまざまな支援のあり方についての検討が望まれます。現在の取り組みの一つとしては、リカバリーサポート・ネットワークがあります。全日本遊技事業協同組合連合会の支援により設立された無料の相談電話（ホットライン）です。ここでは、問題解決のための相談機関や社会資源を紹介するなどの取り組みが行われています。

❼債務問題（民事問題）への対応

法律的な問題もギャンブルの場合は関わってきます。

まず、一番問題になってくるのは債務不履行です。借金が返せなくなるということです。ギャンブルが明らかになるきっかけとして、債務不履行があります。家族はまったく気がつきませんでした。しかし、ある日突然、請求書が送られてきて、すごい額の借金をしていることがわかり、ギャンブルをしていたことがわかったというのはよく経験することです。

そういうことが起こるのは、借金でギャンブルの費用を捻出するために、そのお金を返せなくなり、経済的な破たんをするからです。しかし、これをよいほうにとらえれば、法的な介入を受けないとどうにもならなくなったということで、病的ギャンブラーにとっては自らのギャンブルの問題に向き合うきっかけの一つとなり得ます。家族も「借金がかさんだのは、ギャンブルばかりやっているからだ」「もう二度とやらないなら借金を清算してあげよう」で終わってしまうと、せっかくの回復の機会を逃してしまうことになりかねません。

特に、ギャンブルの場合はお金の問題で発覚することが多いので、回復へのきっかけとして活用できるようになればよいのではないかと思っています。実際、こうした債務問題への対応をしている専門の方々もいます。

注意すべきは、ギャンブルの問題への治療や回復支援がなされないまま、民事の法律問題だけに着目して債務整理を進めたり、近親者等が債務の肩代わりをしたりすることです。それにより、しばしばギャンブルが繰り返されてしまうことがあります。先ほどイネイブリングについてお話ししました。借金ができてもゴネればなんとかなってしまうわけです。そうすると、そのゴネるという行動が強化されてしまう可能性があります。本人はゴネただけで借金がチャラになってしまうわけですから、「また次ゴネればいいや」と気軽に借金をしてしまう可能性が出てきます。家族が、そういった状況で借金を返してしまうと、本人のギャンブルを増長させたり、さらなる借金を重ねる原因になりますので、そこはうまくやらないといけません。

貸す側からしたら、本人が返そうが家族が返そうが関係ないわけです。貸した金が返ってくればまったく問題がありません。なおかつ、きちんと金利をつけて返してくれる人は、より優良な顧客になりますから、次にはもっと大きな額の貸し出し幅になったりするわけです。優良な返済者だから、１００万円の枠だったのを、「今度は２００万円まで貸しますよ」とより大きな額を借りられるようになってしまうわけです。そういったこともあるので、安易に家族が肩代わりしてしまうと、より借金が増える原因になってしまうことがあります。

家族が関わってはいけないとされる理由はそこにあります。ただし、先にも述べたように、家族がうまく管理してあげないとどうしようもない場合もあります。そこはうまく見極めながら、対応しないといけません。そのためには、債務整理の専門家の方たちともうまく連携を取りながら、借金の問題を扱ったほうがよさそうです。

病的ギャンブラーの中には、借金の枠を預金ぐらいの感覚で考えている人もいます。借金可能な貸出額が１００万円だとしたら、銀行口座に１００万円余計に入っていて、好きに使えるお金という感覚です。それで、毎月返済しているのは金利分だけで、元金はまったく減っていないということがよくあります。本人だけに任せていると、そういうことが起こり得るわけです。気がつくと、その１００万円の財布も底をついて、新しい財布を見つけてこなければいけなくなってしまいます。

さらに悪いことに、通常の業者から新たな借り入れができない状態に追い込まれてしまうと、違法な高金利を取る業者から借金をしたり、ギャンブルの費用入手のための犯罪に走るということが出てくるので、状況を一層悪化させる危険性が高まります。今後、債務問題等を扱う相談窓口では、債務の発生原因について詳細を明らかにしていただけるようになればいいなと思います。そして、それが過度のギャンブルによるものであることが判明した場合、多様な機関と連携した早期介入へのスクリーニングの機能を果たすことで、刑事問題への展開を予防できるのではないでしょうか。

❽ 刑事司法問題

診断基準の中にも入っているように、ギャンブルの問題が顕在化してくると、刑事問題と結びついていくことがあります。職場で同僚のお金を盗んだのは、ギャンブルでできた借金の返済をするためだったということもあります。

依存問題に関連した犯罪には、ギャンブルの費用を得るための強盗や窃盗、詐欺、横領、あるいはギャンブルの費用捻出を巡る生活破綻に関連した脅迫、傷害、暴行等の暴力犯罪、時にＤＶなど多岐にわたります。特に、企業でよく起こるのが横領です。「遊ぶ金欲しさに」ということで、マスコミで報道されることもあります。遊ぶ金の大部分はギャンブルであることも多いのです。ですから、企業にギャンブルの危険性を伝える取り組みをしているところもあります。横領をはじめ、職場内での犯罪の抑止のためにギャンブルの問題も大事だということで取り組んでいます。

依存症全般というと齟齬があるかもしれませんが、どうしても司法の問題は切り離せなくなってきます。

一方、ギャンブル問題で刑事事件を犯し、刑務所に入ってしまった人たちに対して、全国の一部の刑務所において、ギャンブルの問題からの離脱指導の取り組みが行われています。主に、認知行動療法ですが、取り組みの概要には、以下のような内容が含まれます。

①オリエンテーション：ギャンブルのメリット、デメリットの考察
②疾病教育
③ギャンブルにいたる引き金の理解と対応
④回復のための関連機関について
⑤再発にいたる自らの癖についての理解
⑥周囲からの協力の必要性の理解
⑦まとめ

〝一部の刑務所〟に限定されていることは今後の課題です。金銭絡みで刑に服すことになった方々は、ギャンブルの問題を抱えている可能性があります。そういう方に対して刑期の間に支援を提供しないと、出所した後また同じようなことを繰り返す可能性があるからです。

依存症に関しては、薬物依存の指導などを刑務所の中で行っています。ギャンブル障害の指導も多くの刑務所に導入していければと考えています。

●有機的な連携の枠組み作りが求められる

依存症の方をしっかりとサポートして、どこか一つのところにでもつながれば、その後はうまく有機的な連携が取れる。そのような枠組みを作っていくということがこれからの課題です。ギャンブルに限らず、依存症全体に関して同じようなことが言えるかもしれません。再発を予防し、最小限で食い止めるためには、なるべくいろいろなところとつながっていることが大切になります。

ただし、どうしてもギャンブルの場合は、まだまだ注目されていないという現状があります。たとえば、精神保健福祉センターでもギャンブルは苦手だというところがあります。これからもっと支援できる関係機関を広げていかなければいけないところです。

第6章 今後の課題

●ギャンブル障害には多くの課題が山積している

今後の課題としては、次のようなことが考えられます。

- 診療報酬と治療プログラムの策定
- どこまで医療が関わるか?
- カジノ問題

●研究の遅れ

●司法との関わり

思いつくままに並べてみましたが、特に研究の遅れは気になります。現状では、いろいろなことがわからないままです。欧米で問題になっているギャンブルの形と、日本で問題になっているギャンブルの形は違います。日本でギャンブルが注目され始めたのは、本当にここ数年のことですし、ギャンブル障害に関わる人間もまだまだ少ないという状況があります。

当然、ギャンブルを専門とする研究者も少ないのです。通常の診療もやっていて、その中でギャンブルも診ますという先生がほとんどです。それでも、数年前に比べると、大分状況は変わってきています。その中で、診療の質を高めていくにはどうしたらよいのか？　あるいはこれからギャンブルに関して起こり得る問題について、どうやって対応していけばよいのか？

今後、日本ではカジノが導入されようとしています。将来日本にカジノができたときに、日本のギャンブル障害の実情がどう変わっていくのか、あるいは予防するために何が必要なのかを検討することは、これからの課題です。

研究の遅れを取り戻すために、いかに研究のためのモチベーションを上げていくか、研究者を増やしていくかという問題もあります。

●診療報酬と治療プログラムの策定

通院・在宅精神療法の但し書きには、次のように書かれています。

(1)通院・在宅精神療法とは、入院中の患者以外の患者であって、統合失調症、躁うつ病、神経症、中毒性精神障害（アルコール依存症等をいう）、心因反応、児童・思春期精神疾患、パーソナリティ障害、精神症状を伴う脳器質性障害等（以下この項において「対象精神疾患」という）又は対象精神疾患に伴い、知的障害、認知症、心身症及びてんかんのため社会生活を営むことが著しく困難なもの（患者の著しい病状改善に資すると考えられる場合にあっては当該患者の家族）に対して、精神科を担当する医師（研修医を除く）が一定の治療計画のもとに危機介入、対人関係の改善、社会適応能力の向上を図るための指示、助言等の働きかけを継続的に行う治療方法をいう。

中毒性精神障害というのが対象に入っています。これはアルコール依存症等と書かれています。難しいのが「等」の解釈です。アルコール依存症はいいけど、ほかはダメなのでしょうか。

薬物依存症に関しては認められているようですが、ギャンブル障害、病的賭博は、認めてもらえないケースが多かったという現状があります。

私が厚生労働省にいたときに、依存症に関する検討会があり、やはりこういったところが問題になったことがあります。精神療法に関しては、診療報酬を算定してもよいという保険局からのQ&Aの答えはありますが、通院・在宅精神療法の但し書きに入っているわけではないので、どれほど多くの先生がギャンブル障害でも算定可能であると理解されているかは疑問です。外来で精神療法を5分を超えて実施すると一定の額の診療報酬が発生します。そして、30分を超えるともう一段階高い診療報酬が発生します。しかし、どれほど時間をかけても30分を超えたものは同等とみなされます。たとえ1時間かけようが、31分かけようが、得られる診療報酬の算定額は一緒です。

これまで述べてきたことでおわかりいただけると思いますが、ギャンブル障害の場合は、いろいろなことを細かく聞いてアセスメントしていかないと対応が難しい部分があります。30分では足りません。そういう中で、わざわざ1時間かけてギャンブル障害の診療をやりたがる人がどれほどいるでしょうか。

大学での専門外来では、ギャンブル障害の臨床データを蓄積することや研究目的という名目で、変な言い方ですが、採算度外視でできた部分があります。そこは、ギャンブルに限らず、依存症全体の課題になってきます。

薬物に関してはＳＭＡＲＰＰなど依存症に対しての集団療法が診療報酬の対象となりました。しかし、期限が区切られています。依存症あるいはこういったギャンブル障害の回復は、ずっと回復し続けることが大事になってくるので、期限を決められてしまうと、それ相応のコストが持ち出しになってしまいます。

ですから、ギャンブル障害も、診療報酬を認めてもらったうえでプログラムを実施できるようになればよいのですが、そのためにはまだまだ研究が足りません。こういうことをやればこういう効果が出て、それによってこれだけの医療費の削減につながる。そのようなデータを出さなければいけません。当然、税金として新たな医療費がつぎ込まれるわけですから、つぎ込むメリットがなければいけないわけです。きちんと数字として見えてこなければいけないのです。そこに投資をすることによって公費がどれくらい浮くのかということも必要です。あるいはギャンブル障害の治療に医療費をつぎ込むということは、どこか他の医療費を削らないといけなくなります。そこを削ってまでしても、お金をかけるメリットがあるかどうか。そこは診療報酬を決めるときに必ず考慮されることですが、現時点ではきちんと説明できるだけの材料が揃っておらず、これから材料の質、量を高めることが必要となります。

今は、そういう段階ですから、やはり気軽に診察してくれる医療機関はまだ出てきづらい状況です。この悪循環をいかに変えていくかがこれから大事なところで、非常に難しいところでもあります。実際に、今ギャンブル専門の医療クリニックを開いても経営的には厳しいと思います。

また、どこまで医療が関わるのかということも、きちんと議論をしないといけないところです。医療がどこまで抱え込むものなのか、あるいは医療がまったく関わらなくてもよいのかというのは難しいところです。それは本当に医師がやらなければいけないことなのかということもあります。私がやっていることは、実は医師でなくてもできることばかりです。ですから、ギャンブル専門の医療機関としたときにも、医師がやることは実はそれほど多くはありません。むしろ、臨床心理士やソーシャルワーカー、看護師などが活躍する可能性が高いでしょう。でも、そのような職種の方々にお給料が払えるくらいの収入を得られるかというと、やはり厳しいと思います。

外来での治療だけではなく、デイケアなどを活用していくことにもなるかと思います。デイケアで治療プログラムや集団療法を行い、あとは個別に関心の持てるものを行うことになるのでしょう。しかし、それはそれで、需要がどの程度あるかというと難しいところです。

居場所ということで、デイケアを使うことは悪くないかもしれません。しかし、回復という視点になったときに、デイケアを活用することがどれほどギャンブル障害の人にとって重要か。

そこは個別のケースになってきます。会社に勤めている人では、会社帰りにパチンコに行かずに集えるナイトケアの形になるかもしれませんが、それはすでにＧＡなどが機能しています。

実際に、医療でやれることは本当に少ないのです。むしろ関係施設や社会資源をいかに活用して支援につなげていけるか、その形を作っていくことが今後のギャンブル障害対策で大切になっていくということです。

●どこまで医療が関わるか？

すでに述べたように、医療ですべての問題が解決するわけではありません。私が普段診療でやっていることも、医師よりも学習心理学などをきちんと勉強した臨床心理士のほうがうまくできるかもしれません。治療の役割分担ということは、これから考えていかなければいけないところです。

これが、たとえば薬ができて、投薬である程度コントロールできるようになると、また状況は変わってきます。しかし、そうなると、今度は安易な薬物療法が増え、きちんとアセスメントされずに薬だけ出されて、その結果いろいろな問題が出てくるということも起こらないとは限りません。

ただし、医師の役割として重要なこともあります。鑑別診断と希死念慮の判断とその治療はしっかりとやらなければいけないところです。実はそれだけで十分かもしれません。それ以上のことを医療機関で担うことが本当に必要なのだろうかということは、常日頃考えています。回復に関しては、自助グループや回復施設などにお任せするのも一つの方法だと思います。医療としてはそういうところにつなげるための橋渡し的な役割を担います。そして、併存する疾患と希死念慮のアセスメントを常に行う立場でいるということは一つの選択肢ではあると思います。しかし、そのときに、お任せする自助グループや回復施設への財政的支援をどう確保するかということが課題です。医療機関で診断だけして、後は丸投げで知らんぷりという状況になってしまうことも避けなければなりません。

それから、日本でＩＲの問題がもっと活発になって、ギャンブル依存症という表現でマスコミに名前が頻繁に出てくるようになったときに、自称専門家が乱立し始めるということも危惧しています。

カジノの問題が熱を帯びてくると、今までギャンブル障害の研究班や学会でもお見かけしたことがなかった先生方が、「私はギャンブル障害の専門家です」と名乗り出てくる可能性があるのです。私自身でも、専門家と言うのはちょっと憚られると思っているのに、そういうことは気にせずに、「私はギャンブル障害は診慣れています」という感じで患者さんに対応したときに、どれほどきめ細かなフォローアップができるのか。あるいは回復施設、自助グループの人たちとどれほど顔の見える関係が作れているのかという疑問が出てきます。

たとえば、先ほど述べたようなきめ細かい対応をせずに、ただGAに行きなさいと丸投げする。これは、確かにギャンブル障害ですと診断をつける専門家かもしれませんが、その後のフォローができない専門家が出てくるのではないか。あるいは、昔ながらの依存症のケアを踏襲して、患者さんに説教したり、根性論を持ち出したりする治療者の方がいないとも限りません。そうすると、当事者の方からすれば、回復の道からはむしろ遠ざかってしまうというリスクがあるわけです。

過度な医療化は危険です。ですから、いかに適切に医療化するか、あるいは、医療と支援を明確に定義して分けることも大事です。病気として扱う視点と同時に、病気ではなくあくまで背景としてギャンブルの問題が出てきたという視点も持ち合わせることが必要なのです。

●カジノ対策

カジノ対策では失敗例があります。ある国で失敗した例を取り上げてみましょう。これは、国の施策というわけではなく、あくまでも個々で行われた取り組みでの一例ということのようです。

たとえば、勝ち負け額をマシンに表示させる取り組みをした例があります。プレーヤーに、どれだけ自分が負けたのかを明確に伝え、これ以上は賭けないように暗に説得するというものでした。しかし、実際には、負け額がはっきりわかることで、プレーヤーはその負け額を取り戻そうと、際限なくプレイする傾向となりました。これは、私が先ほど述べたことでもわかります。ギャンブラーにとっては負けが重要なのです。いかに負けを取り戻すかということですから、むしろ火に油を注いでいる結果になっています。

それから、スロットマシンのリールの回転数を遅くするという取り組みもありました。時間当たりのプレイ回数の減少を目的としたものですが、遅くなった分、いっそう長い時間プレイするようになってしまったのです。これはリールの回転数を常に遅くなるようにしたからうまくいかなかったのではと考えています。先ほどリーチでも当たりと近い効果が得られるということを述べました。実は最近のパチンコはリーチから結果がわかるまでの時間が長いのです。リーチ場面が非常に長いのです。リーチそのものでワクワクしていたのに、結果が出るまでが長いと、ワクワクが薄らいでしまいます。報酬系が動くのは、勝つかもしれないという感覚です。リーチ画面が出た。勝つかもしれない。ワクワクする。それがひたすら長くて、結局、最後はハズレ。これでは、ワクワクが一挙に醒めてしまいます。そういった仕組みは、対策として利用できるかもしれませんが、一律で遅いとなると、一律で長い時間プレイすることになってしまうようです。

深夜～早朝帯のカジノ閉鎖という話もありました。プレーヤーに賭けの一旦停止の時間を与え、過度の長時間プレイを避けることを意図したものです。しかし、「ヤバい。閉店だ。今までの負けを全部取り戻さないといけない」と考えて、プレーヤーは閉店前に一気に賭けてしまう傾向になりました。

ここから見えてくるのは、負けを明確にするとか、負けを取り戻させないようにする仕組みは、むしろ逆方向に働いてしまう可能性があるということです。何としてでも負けを取り戻そうとするのですから、制限を加えるのはあまり意味がありません。

●研究の遅れ

問題は、これからギャンブル障害を出さないための取り組みとして何が必要かということです。ギャンブル障害についてはまだ十分わかっていないところがあります。さらに、カジノができたときに、その先に起こり得るものも十分予測できていません。その中で対策をしていくのは厳しいものがあります。

カジノ以外のギャンブルに関しても、日本の研究調査は遅れています。どういう仕組みで対策をしていくか。きちんと議論をしていかないといけない部分かもしれません。

現在、国立研究開発法人日本医療研究開発機構（ＡＭＥＤ）で「ギャンブル等依存症の実態把握と回復プログラムの開発に関する研究」が行われています。ここには、病的賭博者の実態調査もきちんとやりましょうということが含まれています。

諸外国に比べてギャンブル障害の研究は十分とは言えない中で、国レベルでやる研究は大事だと思いますが、臨床レベルで個々のいろいろなことを見つけていく作業も大事です。そちらも遅れ気味で、私も責任を感じており、この本で述べたようなことをきちんとデータにまとめなくてはいけないと思っています。

この本では、どちらかというと、ギャンブル障害になった後の話が中心になっています。しかし、大事なことはギャンブル障害にさせないこと、つまり予防です。これからＩＲの話が本格化したときに大事になってくるのが、なった人をいかに救済するか以上に、いかにギャンブル障害を出していかないかということです。そのあたりの予防の観点からの研究も重要になってきます。

●司法との関わり

最後に、司法との関わりも課題となっています。今のところ、まったくというくらい議論されていませんが、これから問題になる可能性のある領域だと思っています。

犯罪の背景にギャンブル障害が存在する可能性があります。犯罪の矯正のために刑務所に入りましただけでは、同じような行動や傾向があれば、出所したらまた同じように罪を犯してしまう可能性があります。刑務所の一部では取り組みが行われているという話をしましたが、刑務所全体に広げた回復プログラムが必要です。ただし、回復プログラムに関しては、日本で行うプログラムがどれほど妥当なのか、どれほど力を持ったものなのかは未知数な部分があり、データを集めていく必要があります。

司法との関わりでは、私たち医療関係者あるいは支援に関わっている人たちの通報の話があります。特に、覚せい剤で議論になるのが、犯罪を知ったときの通報です。刑事訴訟法第239条では「何人でも、犯罪があると思料するときは、告発をすることができる。官吏又は公吏は、その職務を行うことにより犯罪があると思料するときは、告発をしなければならない」とあります。

告発をすることができる、あるいは告発をしてもよいということです。ただし、公務員という立場で職務を全うするためには、犯罪があるとわかったら告発をしなければいけないとあるのです。

ここで問題になるのが、国公立病院に勤めている先生方が、覚せい剤を使った患者が来たときに、告発すべきかどうか。通報義務が発生するかどうかというところです。今の主流としては、治療の可能性につながるのであれば、知ったとしても通報しないで治療をしたほうがよいというのが基本的な意見になっています。ですから、たとえば治療プログラムをやっていて、覚せい剤の反応が出たとしても、通報せずに、むしろなぜ使ってしまったのだろうか、どうすれば使わないですむようになるのかという次の回復のためのきっかけに使えるということです。

問題は、ギャンブルで犯罪を起こした人が外来に来たときに、私たちはどうするかということです。たとえば、盗みや暴行などの犯罪行為はなく、闇カジノに行った。あるいは、刑法にひっかかるかどうか判断に迷うギャンブルをした。そのときに、通報すべきかどうか。むしろ、この人が困っているのなら、治療につながるきっかけとしての機会を活用するほうがよいのではないか。いや、やはり犯罪を知り得た以上、特に公務員という立場で仕事をしていたとしたら、それは通報しないとまずいのではないか。そのような議論はまだありません。

これから先、ギャンブル障害がメジャーな疾患になり、医療機関あるいは関係機関で関わることが増えたときにどうするか。たとえば、精神保健福祉センターに相談が来たとき、センタースタッフは公務員です。通報しなくてはいけないのか、あるいは治療につながるきっかけと考えて、そのための努力をすべきなのか。そのような議論は、十分なされていないのが現状です。

●エピローグ

ギャンブルに限らず依存症すべてに言えるのですが、「根性論」での支援はまったく意味がありません。これは、やめていただきたいと思います。周囲の人間が「根性が足りない」と怒ったところで、回復者本人が嫌な気持ちになってしまったら、将来の見通しが立ちにくくなります。嫌な気持ちを回避するために新たな問題が出てくるかもしれません。それでは意味がありません。

むしろ、その人にとってどういうサポートが本当に必要なのかを考えていただきたいと思います。医療として関わるべきなのか、医療以外のところで関わるべきなのかということも含めてです。ギャンブルの回復には、その人に一番フィットしたサポートが必要になってくるからです。

それから「自尊心」が高まるような居場所を作ることも大切です。行動分析学という観点からすると、自尊心をどう定義するのかは難しいところですが、自分が自分としてしっかりと居心地よくいられるような場所があってこそ、行動のマネジメントも生きてくるのは間違いありません。そういった居場所を作ってあげられることは大事です。それは、デイケアで集団療法を行う場かもしれませんし、黙々とプラモデル作りなどに熱中できる自分の部屋かもしれません。それは人それぞれです。それによって、本人が安心してギャンブルに代わる何かに打ち込める。そのことで自尊心が高められる。そのような場所を用意してあげることが必要です。

支援する側としては、「一人ですべてをサポートしよう」と思わないでください。これは家族でも同じです。一人でやれることには限界があります。三人寄れば文殊の知恵ではないですが、複数の人といろいろディスカッションしたり協力することで、よい案が生まれてくることもあります。

たとえば、オープンダイアローグという支援の方法が日本でも話題になっています。これはチームで動きます。チームで動くメリットというのは、一人でケアを背負い込まず、問題が共有できるということです。自分が言ったことに対して周りがきちんと聞いてくれるというメリットもあります。これは依存症への支援でも同じで、一人で全部解決しようとすると、うまくいきません。それが極端な形になってしまうと、共依存の話にもなりかねないわけです。第三者の視点が入ることで、違う方向に導いてあげられるかもしれません。一人でサポートするよりは、なるべく多くの人がサポートしてあげたほうが、本人の選択肢も増えます。この人はちょっと苦手だ、この人だったら素直に話せるという機会も増えてくるかもしれません。

日本でのギャンブル障害への対応はまだまだこれからといったところです。本当なら、これだ！という回復支援の方法が確立していればよいのですが、依存症、嗜癖障害の支援ではなかなかそうはいかないようです。ここに書いたことも、必ずしも正しいというわけではありません。ただ、回復の支援にはできるだけ選択肢が多く、本人にとってよりフィットするやり方があればよいと思います。最後まで読んでくださった皆様にお願いしたいのは、ここに書かれたやり方にこだわることだけはやめていただきたいということです。よりやりやすい、より効果的なやり方があれば、是非ともその方法を使っていただきたいと思います。ただ、今、あるいは、この先うまくいかないようなことがあれば、ここに書かれたことを思い出し、試していただければ筆者としてはこの上ない喜びです。

あとがき

怪談をよく読みます。そのあとがきによく書かれていることが、「保存したはずの原稿がいつの間にか消えている」というものです。実はこの本の原稿も保存したはずなのに消えてしまうということが二回ありました。怪奇現象です！　だからこの書籍は呪われています。などと言うつもりはありません。

では、なぜこのようなことを「あとがき」に書いたかというと、この出来事とギャンブル障害の回復には共通するところがあるかもしれないと思ったからです。データが消えてしまったときの気持ちは怒りや悲しみが入り混じった複雑なもので、「もう原稿なんてどうでもいいや」と思う一方で、「ここでやめると今まで書き続けてきたことが台無しになってしまう」とも思えました。ギャンブル障害の回復は、その日一日ギャンブルをせずに過ごすことの積み重ねです。「今まで積み重ねた日々を台無しにしたくない」と思い、今日も一日、何とかギャンブルをせずに済んでいるという方も多いと思います。積み重ねた日々というものの価値をいかに高められるかということも、きっと回復支援には必要なのかもしれないと考えたのです。

まだ検討段階であった統合型リゾート施設（ＩＲ）整備推進法案が、この原稿を書いている最中に国会で可決されました。これからはカジノ問題もギャンブル障害の対策で重要なものとなるでしょう。だからこそ、「今後、こういう視点をお持ちになっていると、よいことがあるかもしれませんよ」と提案したいと思い、心が折れながらも、何とか「あとがき」まで漕ぎ着けることができました。


ここまでたどり着くには多くの方のサポートがありました。

北里大学大学院の朝倉崇文先生はギャンブル障害専門外来の運営のサポートや、依存症や嗜癖障害を考えるうえでの、新たな視点を私に与えてくださいました。また、北里大学医学部精神科学の宮岡等教授は、私がギャンブル障害に関わる機会を与えてくださり、採算度外視でギャンブル障害専門外来の開設を認めてくださいました。新潟大学の神村栄一先生には貴重な資料の使用を快諾いただきました。そして、何より私に行動分析学の考え方、面白さを教えてくださいました、慶應義塾大学名誉教授であられた今は亡き佐藤方哉先生、慶應義塾大学文学部教授の坂上貴之先生には感謝の言葉を尽くしきれません。最後に、このような書籍を出版する機会をくださり、さらに「先延ばし」の常習犯である私の原稿を粘り強くお待ちいただいた、星和書店の太田正稔さん、近藤達哉さん、石澤雄司社長に心よりお詫びと御礼を申し上げます。ほんとうにありがとうございました。

平成29年8月13日（お盆の迎え日に怪談を聴きながら）

蒲生裕司

文　献

(1) 融道男，中根充文，小見山実，岡崎祐士，大久保善朗監訳：ICD-10 精神および行動の障害 臨床記述と診断ガイドライン：新訂版．医学書院，東京，2005.

(2) American Psychiatric Association: Diagnostic and Statistical Manual of Mental Disorders 5th ed. American Psychiatric Association, 2013.（高橋三郎，大野裕監訳，染矢俊幸，神庭重信，尾崎紀夫，三村將，村井俊哉訳：DSM- 5 精神疾患の診断・統計マニュアル．医学書院，東京，2014.）

(3) Johnson, E.E., Hammer, R., Nora, R.M., Tan, B., Eistenstein, N., & Englehart, C.: The lie/bet questionnaire for screening pathological gamblers. Psychological Reports, 80: 83-88, 1988.

(4) Lesieur, H.R. & Blume, S.B.: The South Oaks Gambling Screen (SOGS): A new instrument for the identification of pathological gambling. American Journal of Psychiatry, 144: 1184-1188, 1987.

(5) 田中克俊：いわゆるギャンブル依存症の実態と地域ケアの促進．宮岡等 (研究代表者)：精神障害者の地域ケアの促進に関する研究．平成 20 年度厚生労働科学研究費補助金障害保健福祉総合研究事業総括・分担研究報告書，p.115-165，2008.

(6) Lesieur, H.R., et al.: Gambling and pathological gambling among university students. Addictive Behaviors, 16: 517-527, 1991.

(7) Takahashi, H., et al.: When your gain is my pain and your pain is my gain: Neural correlates of envy and schadenfreude. Science, 323: 937-939, DOI: 10.1126/science.1165604, 2009.

(8) Abe, N., Greene, J.D.: Response to anticipated reward in the nucleus accumbens predicts behavior in an independent test of honesty. Journal of Neuroscience, 34: 10564-10572. 2014.

(9) Tanaka, S.C., et al.: Serotonin differentially regulates short- and long-term prediction of rewards in the ventral and dorsal stri-

【著者紹介】

蒲生裕司（がもう ゆうじ）

1990年、日本大学文理学部心理学科卒業。1992年、慶應義塾大学大学院社会学研究科修士課程心理学専攻修了。聖マリアンナ医科大学医学部を1998年に卒業し、同年より国立精神・神経センター武蔵病院などに勤務。
北里大学大学院医療系研究科博士課程に入学と同時に北里大学東洋医学総合研究所で漢方を学び、2009年に漢方薬の抗不安作用による研究にて博士号（医学）取得。その後、国立病院機構相模原病院精神科医長、厚生労働省社会・援護局 障害保健福祉部精神・障害保健課 依存症対策専門官、北里大学医学部診療講師などを経て、現在、医療法人社団 正心会 よしの病院 副院長。

よくわかるギャンブル障害
—本人のせいにしない回復・支援—

2017年9月7日 初版第1刷発行
2021年5月13日 初版第2刷発行

著　者 蒲生裕司
発行者 石澤雄司
発行所 株式会社 星和書店
〒168-0074 東京都杉並区上高井戸1-2-5
電話 03（3329）0031（営業部）／03（3329）0033（編集部）
FAX 03（5374）7186（営業部）／03（5374）7185（編集部）
URL http://www.seiwa-pb.co.jp

印刷・製本 株式会社 光邦

 Printed in Japan ISBN978-4-7911-0964-7